生理期很酷

〔西〕安娜·萨尔维亚◎著　　　〔西〕克里斯蒂娜·托龙◎绘

杨　刘◎译

北京科学技术出版社
100层童书馆

感谢参加工作坊活动的五、六年级的女生们，你们的热情与付出给了我很大的动力！

感谢我的女儿莱拉，你是我的知识和灵感的不竭源泉！

安娜

感谢我的女儿努拉，愿你能认识自我、接纳自我并为自己喝彩！

感谢我的儿子罗杰，愿你能理解和陪伴身边的女性！

克里斯蒂娜

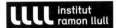 本书由拉蒙鲁尔研究所资助出版。

La regla mola (si sabes cómo funciona)
Text copyright © 2020 by Anna Salvia y
Illustrations copyright © 2020 by Cristina Torrón Villalta
First published in 2020 by Penguin Random House Grupo Editorial, S.A.U.
Simplified Chinese translation copyright © 2022 by Beijing Science and Technology Publishing Co., Ltd.

著作权合同登记号　图字：01-2021-6779

图书在版编目（CIP）数据

生理期很酷 / （西）安娜·萨尔维亚著；（西）克里斯蒂娜·托龙绘；杨刘译. —北京：北京科学技术出版社，2022.8（2025.3重印）
ISBN 978-7-5714-2366-7

Ⅰ. ①生… Ⅱ. ①安… ②克… ③杨… Ⅲ. ①女性 – 生理卫生 – 青少年读物
Ⅳ. ① R173–49

中国版本图书馆 CIP 数据核字（2022）第 102698 号

策划编辑：韩贞烈	电　　话：0086-10-66135495（总编室）		
责任编辑：吴佳慧	0086-10-66113227（发行部）		
营销编辑：王　为　张　楼	网　　址：www.bkydw.cn		
封面设计：源画设计	印　　刷：北京宝隆世纪印刷有限公司		
责任印制：吕　越	开　　本：787 mm×1092 mm　1/20		
出 版 人：曾庆宇	字　　数：66 千字		
出版发行：北京科学技术出版社	印　　张：6.8		
社　　址：北京西直门南大街 16 号	版　　次：2022 年 8 月第 1 版		
邮政编码：100035	印　　次：2025 年 3 月第 7 次印刷		
ISBN 978-7-5714-2366-7			

定　　价：68.00 元

中文版出版说明

本书最初由企鹅兰登书屋于西班牙出版，是一系列以教育为主题的图书中的第一本，旨在陪伴年轻的女性读者度过她们人生中的关键时期之一——青春期。

作者写这本书的目的，是帮助作为读者的你了解女孩在向成年女性转变的过程中身心将经历的变化。这本插图精美的图书带给读者的不仅有知识，还有力量。了解自己意味着对自己的优势、局限性以及自己想成为一个什么样的人了然于胸。只有这样，在未来的某一天，当你需要做出重要决策或人际关系发生重大变化时，你才能沉着而坚定。

本书作者所处的文化环境与中国的文化环境有诸多不同，但归根结底，所有人都由身体和意识组成，这是人类这种强大的群居生物的共同特点。本书还在波兰、乌克兰、墨西哥、乌拉圭和阿根廷等国翻译出版，这些国家的文化环境也与中国或西班牙的不同。

鉴于文化环境的重要性不容忽视，呈现在读者面前的中文版根据中国的实际情况做了一些增删。尽管部分内容被删减，但对我们而言，更重要的是这本书跨越山海、打破空间的限制和语言的隔阂，来到了中国读者面前。希望书中的内容给你带来启发，并让更多的女孩去尽情享受长大成人这一美丽而复杂的过程。

愿你喜欢这本书，愿你运用书中的知识，在今后的生活中尊重和爱护自己的身体。

嗨，你好！我是你的子宫！

在你阅读本书的过程中，我将全程陪伴你，告诉你如何自信、舒适、坚强、快乐和精力十足地过你的第一个生理期，以及之后的每一个生理期！

自信、
　舒适、
　　坚强、
快乐、精力十足！

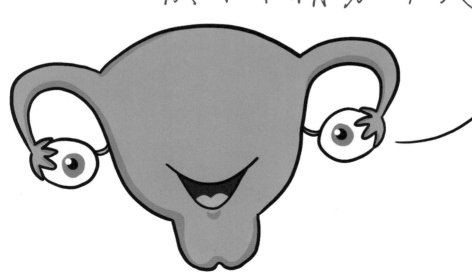

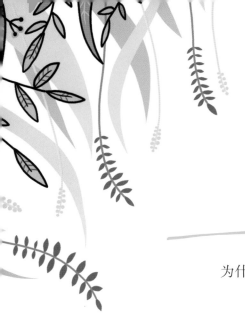

你将了解

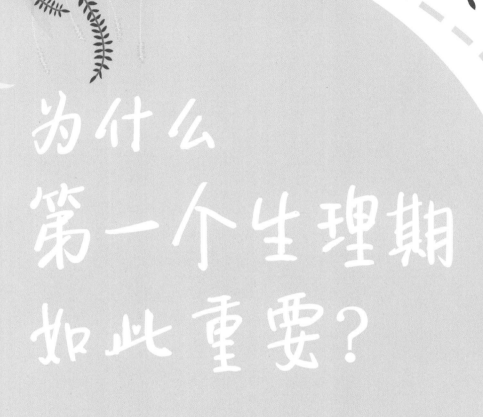

为什么
第一个生理期
如此重要？

从第一个生理期到来之日起，你的身体将发生 2 个全新的变化，它们将伴随你度过整个生育期，也就是说，它们将陪伴你大约 40 年。

第一个生理期将彻底改变你的生活！它通常在你9~16 岁期间到来，并且它还有一个特别的名字——

初潮。

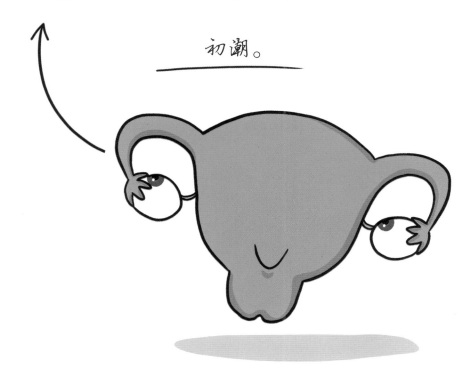

它将为你打开新世界的大门！接下来，就由我一点一点地向你说明吧！

初潮之后会发生什么？

从第一个生理期到来之日起，你的身体将发生 2 个全新的变化，它们将伴随你度过整个生育期，也就是说，它们将陪伴你大约 40 年。它们是：

① 你会定期来月经。

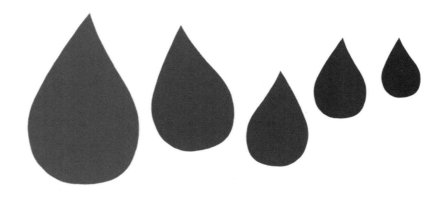

② 你将"变身"为一名具有生育能力的女性，获得给世界带来新生命的"超能力"。

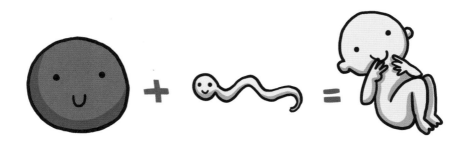

你将拥有生理周期，并在每个生理周期中经历 4 个各不相同的阶段。在这 4 个不同的阶段中，你可以从 4 个不同的角度来观察和感受生活。

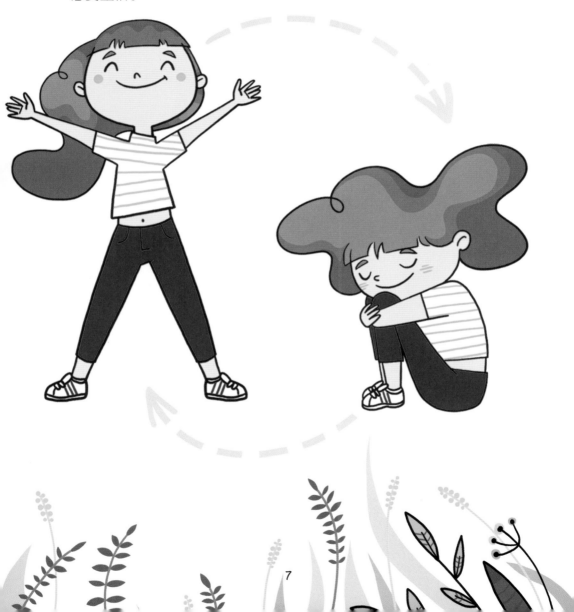

女性生理阶段

　　女性的一生可以分为三大时期：幼年期、生育期和老年期。生育期在月经初次来潮后开始，在绝经后结束。进入生育期后，你将拥有生孩子的能力。在此期间，你的身体将具有 "周期性"，你每过一段时间就会来一次月经。

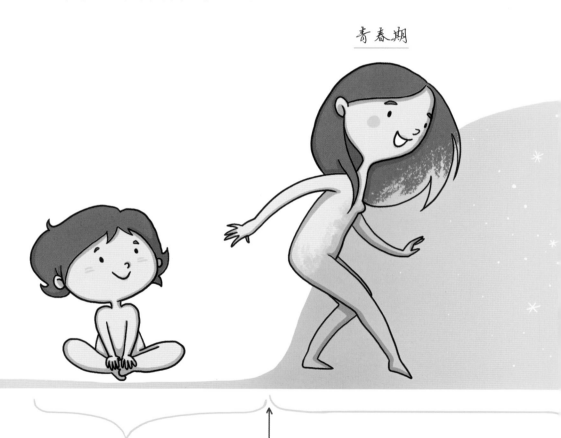

青春期

幼年期　　　初潮
　　　　（可能出现在 9~16 岁）

生育

青春期和更年期是你的身体向下一阶段转变的两个过渡时期。它们合起来可能持续 5~10 年。

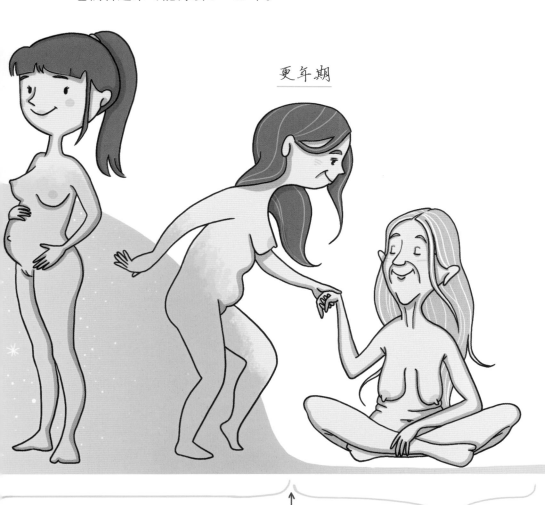

更年期

绝经
（可能出现在 40~55 岁）

期

老年期

什么是青春期?

　　青春期是你从女孩向女人转变的一个时期。在这个时期，你在思想、情绪、喜好、和家人朋友的关系，以及性征等方面都会发生变化。总之，你自己和你的生活都会改变!

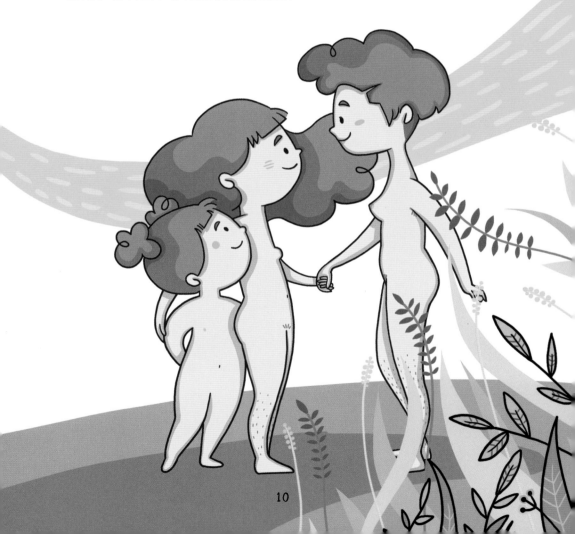

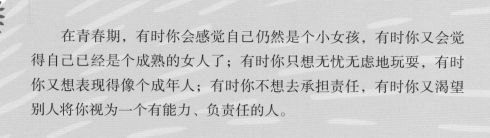

　　在青春期，有时你会感觉自己仍然是个小女孩，有时你又会觉得自己已经是个成熟的女人了；有时你只想无忧无虑地玩耍，有时你又想表现得像个成年人；有时你不想去承担责任，有时你又渴望别人将你视为一个有能力、负责任的人。

　　其实，你内心深处的那个小女孩永远都不会完全消失。即使你到了 80 岁，她仍然在你的心里。

月经初次来潮后，
我就变成女人了吗？

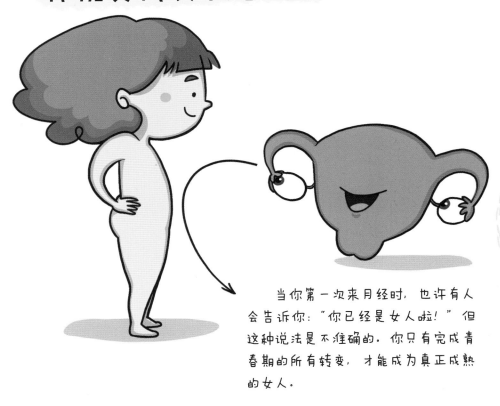

当你第一次来月经时，也许有人会告诉你："你已经是女人啦！"但这种说法是不准确的。你只有完成青春期的所有转变，才能成为真正成熟的女人。

所以，即使月经初次来潮，你也没有成为女人。你仍旧是一个女孩、一个女生、一个少女。但与以往不同的是——

你每个月都会来月经，

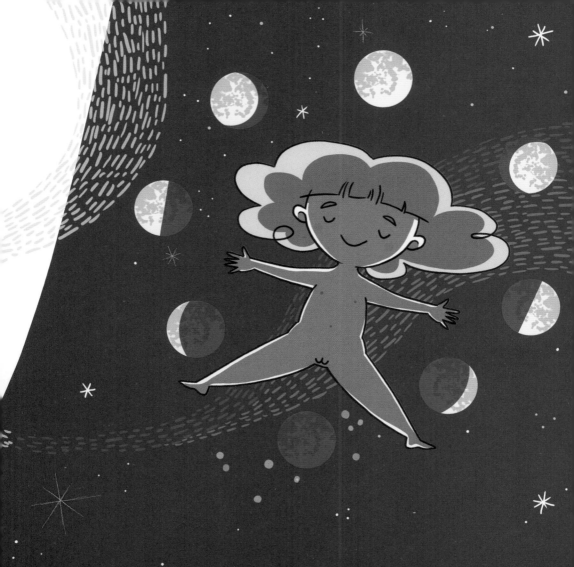

并且具备了生育能力。

你的
性器官

 每个女孩都拥有美丽的、独一无二的外阴。每个人都是与众不同的！

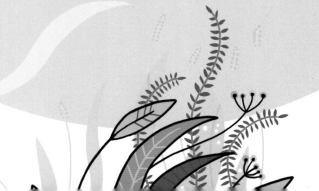

可能许多家长都没有意识到向孩子讲解身体的每个部位叫什么、它们有什么作用以及如何呵护它们有多重要。正因如此，你可能还不太了解你的外阴以及体内的性器官是什么样子的。

从青春期开始，直到整个生育期结束，性器官在你的日常生活中都扮演着重要的角色。因此，你必须清楚地认识它们，并与它们友好相处。

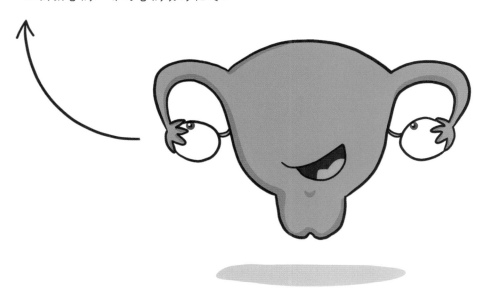

跟我来！

这些部位你从外面可以看到！

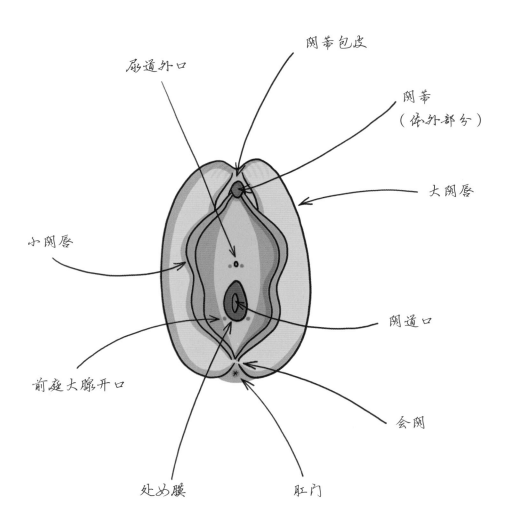

阴蒂包皮

尿道外口

阴蒂
（体外部分）

大阴唇

小阴唇

阴道口

前庭大腺开口

会阴

处女膜

肛门

阴蒂
女性身体上非常敏感的部位。

阴蒂包皮
包裹阴蒂的皮肤。

大阴唇
青春期，这个部位会长出阴毛。

尿道外口
尿液从这里排出。

会阴
位于阴道和肛门之间。

小阴唇
这个部位十分敏感，且形状不一。

阴道口
阴道分泌物和月经都会通过阴道口排出。分娩时，胎儿、胎盘、羊膜囊、羊水也都从阴道口出来。

前庭大腺开口
性兴奋时，前庭大腺会分泌液体。

处女膜
位于阴道口最前端，是一片薄薄的膜状物，富有弹性，上面有小孔。处女膜在女性幼年期对阴道起保护作用。

肛门
粪便从这里排出。

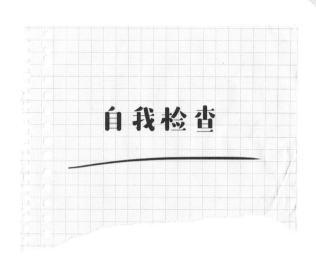

自我检查

想必你已经像了解你的双手和脸蛋那样了解你的外阴了吧！现在，不妨花一点儿时间来观察你的外阴，欣赏一下它美丽的形状。你可以直接观察，或者借助一面镜子。建议你每隔一段时间就观察一次，这样你就知道在整个青春期它是如何一点点发生变化的。

每个女孩都拥有美丽的、独一无二的外阴。

每个人都是
与众不同的！

18

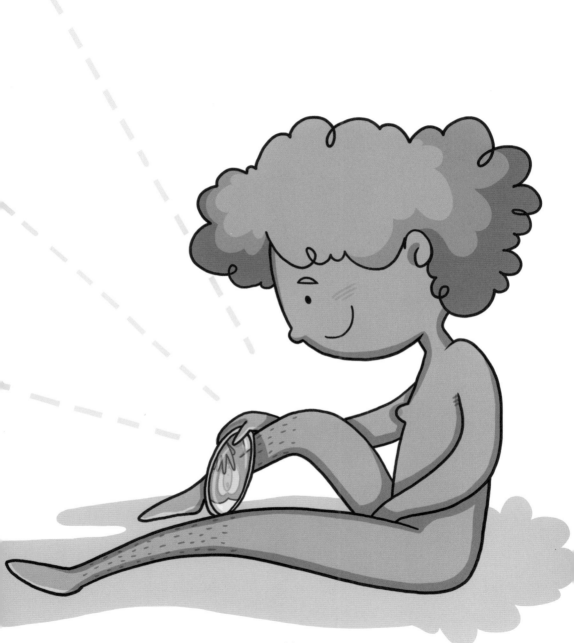

这些部位你从外面看不到！

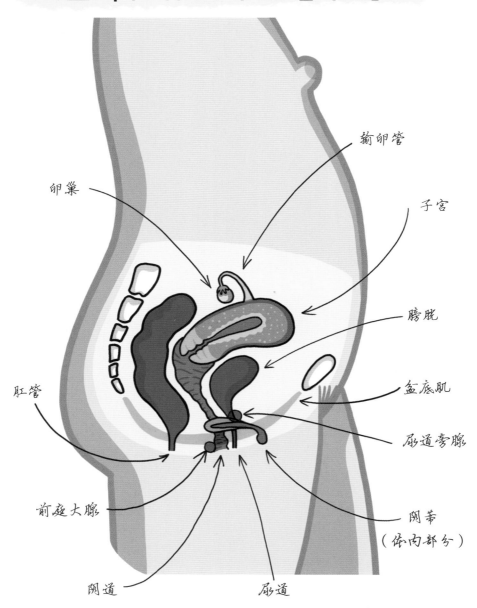

葡卵管

子宫

卵巢

膀胱

盆底肌

肛管

尿道旁腺

前庭大腺

阴蒂
（体内部分）

阴道

尿道

子宫

胎儿会在这里生长，月经也从这里产生。

输卵管

将卵巢和子宫连起来。

前庭大腺

分泌起润滑作用的液体。

卵巢

产生和储存卵子的器官。

膀胱

储存尿液的器官。

尿道旁腺

分泌起润滑作用的液体。

盆底肌

对子宫、膀胱等器官起支撑作用。

阴道

子宫与外界的连接通道，其作用有：

· 性交。

· 供精子通过，使其有可能与卵子完成受精。

· 是阴道分泌物和月经从体内排出的通道，也是胎儿娩出的通道。

子宫

子宫内膜

子宫内壁的一层，是受精卵的"栖息地"，为受精卵提供"居所"和"食物"。当你还没怀孕时，子宫内膜会周期性脱落并以月经的形式排出。

子宫肌层

子宫的肌肉组织，主要负责打开宫颈以将月经排出或将胎儿娩出。

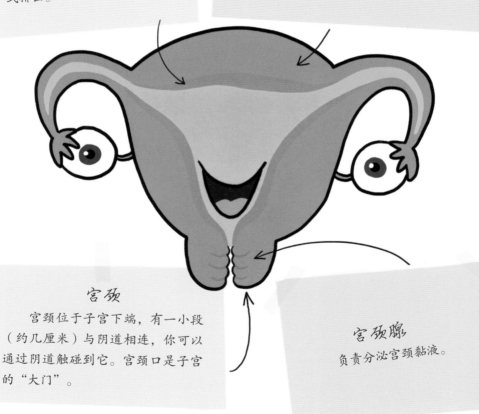

宫颈

宫颈位于子宫下端，有一小段（约几厘米）与阴道相连，你可以通过阴道触碰到它。宫颈口是子宫的"大门"。

宫颈腺

负责分泌宫颈黏液。

阴蒂

你好，我是你的阴蒂！我是一个与快感有关的器官。从外面看，你只能看到我的头，它名叫阴蒂头，位于阴蒂包皮之下。但是我可比你看到的要大得多！实际上，我包裹着尿道和阴道。

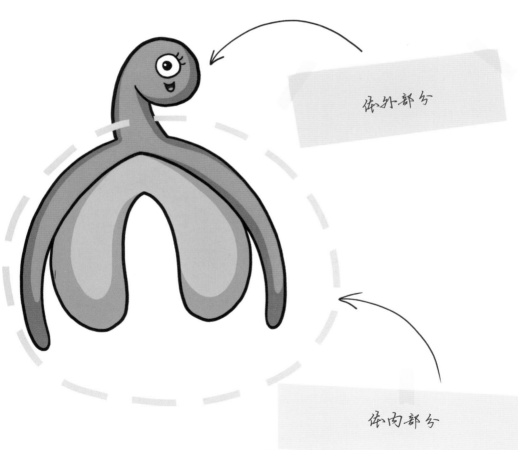

体外部分

体内部分

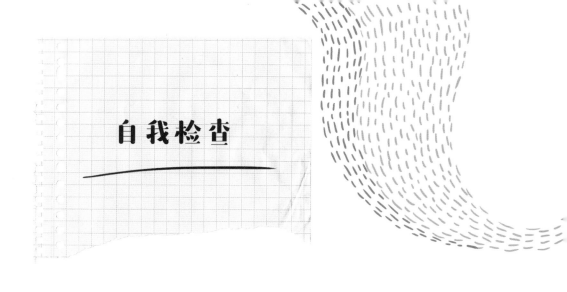

自我检查

　　试着收缩和放松尿道、阴道和肛门。调整呼吸，当你吸气时，更容易收缩；呼气时，更容易放松。如果你做不到，可以试着在小便中途憋几秒再继续排小便。这样，你就能学会自如地收缩和放松它们了。

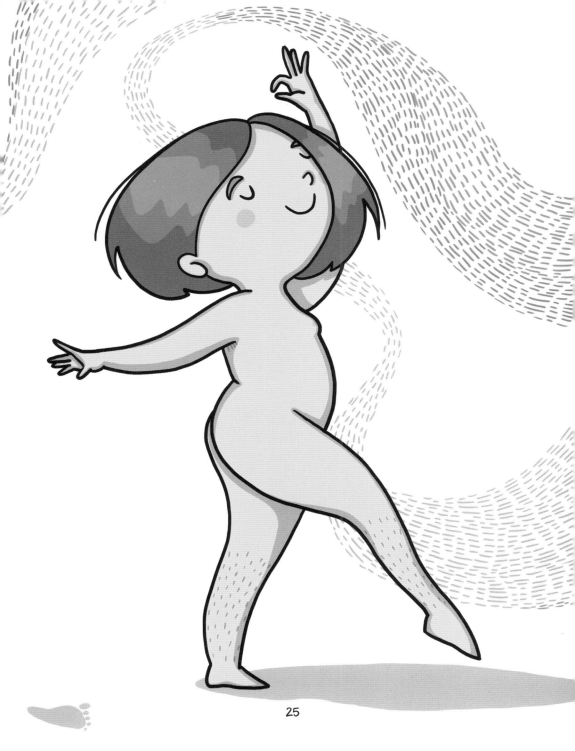

生理周期和它的4个阶段

 生理周期中，最重要的是排卵日和生理期。据此，我们可以将生理周期分为4个阶段：生理期、排卵前期、排卵期和排卵后期。

每隔一段时间，你的身体都会有规律地发生变化，从而形成生理周期。在这个过程中，你的身体为怀上小宝宝做好了准备。如果没有怀孕，你的身体会破坏为受精卵准备的"土壤"（子宫内膜），并让其以月经的形式排出。之后，这个过程会重复出现。

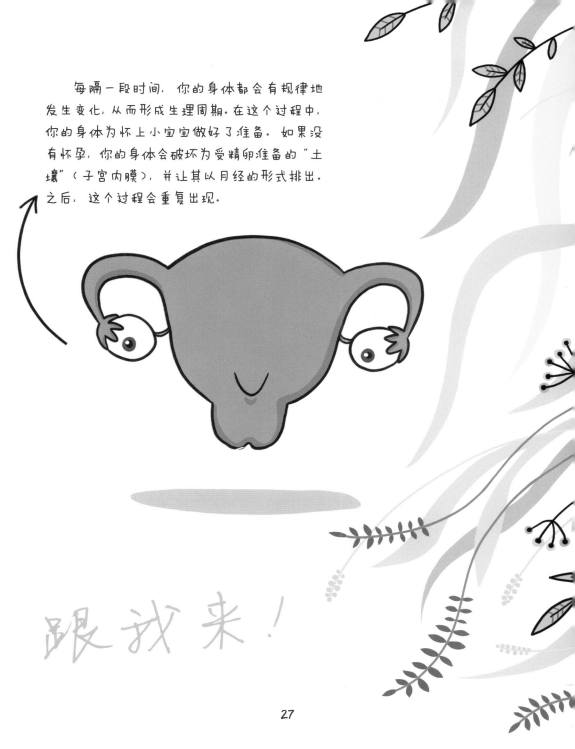

跟我来！

生理周期有多长？

生理周期通常为 24~35 天，但是也有不少女性的生理周期更长或更短。总的来说，一个生理周期平均为 28 天，但是很少有女性的生理周期恰好为 28 天。

个人的生理周期没有固定的时长，具体时长取决于情绪、体重、压力水平、环境变化等。

生理期第一天与排卵日之间的天数有波动，而排卵日与下一个生理期第一天之间的天数是大致固定的（约两周）。

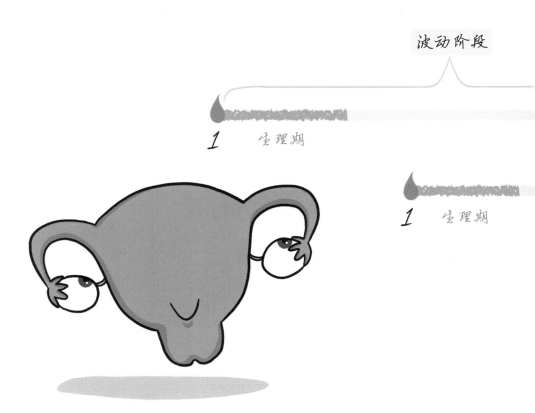

波动阶段

1   生理期

1   生理期

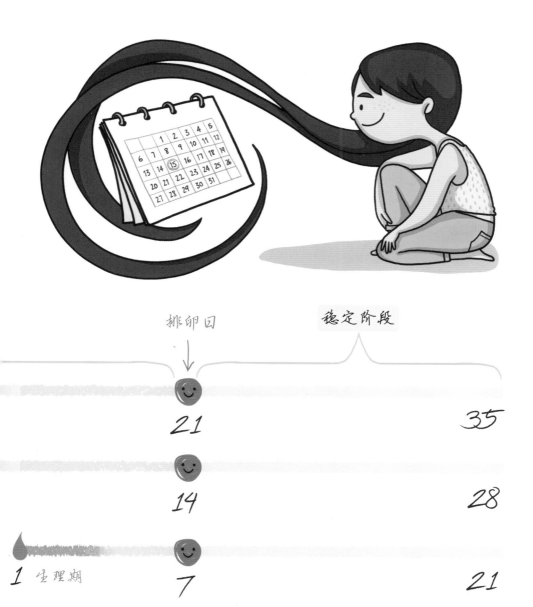

排卵日

稳定阶段

21

35

14

28

1 生理期

7

21

整个生理周期，你的身体里都在发生什么？

生理周期中，最重要的是排卵日和生理期。据此，我们可以将生理周期分为 4 个阶段：

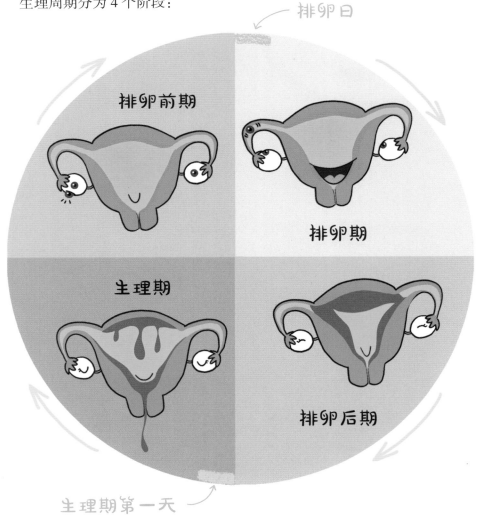

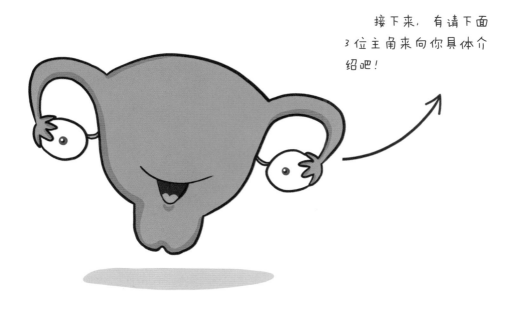

接下来，有请下面3位主角来向你具体介绍吧!

- 卵子
- 子宫内膜
- 宫颈

卵子

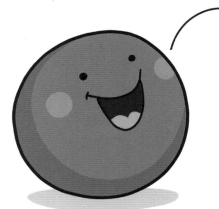

你好！我叫卵子，住在卵泡里，是女性的性细胞。如果我成功受精（与男性的性细胞精子结合），新生命就将诞生。

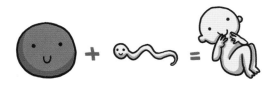

卵子是人体中最大的细胞，仅凭肉眼就能看到。它的大小就和右边的这个点差不多。·⇐

人们总是把注意力放在生理期上，其实，卵子才是整个生理周期中真正的主角。

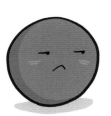
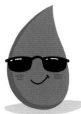

卵巢是卵子产生和发育的地方。当你还是一个胎儿、在妈妈的子宫里生活时，你就已经拥有卵子了。只不过在胎儿期，它们还没开始发育。在你的一生中，只有很少的卵子会达到完全成熟的状态，大部分卵子可能直到你绝经都还没开始发育。

排卵日到来时，一个（有时是两个）卵子会离开卵巢，来到输卵管。卵子会在那里停留大约 24 小时，等待精子的到来。如果没有精子到来，卵子便会死去。

排卵前期

　　卵泡不断发育，直至成熟，成熟的卵泡从卵巢壁突出。

排卵期

　　卵泡破裂，卵子来到输卵管。它会在那里停留大约 24 小时，等待精子的到来。若受精成功，卵子就会变成受精卵；若没等到精子，卵子就会死去。

子宫内膜

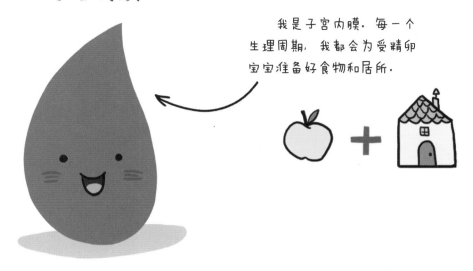

我是子宫内膜。每一个生理周期，我都会为受精卵宝宝准备好食物和居所。

　　如果精子和卵子成功结合，受精卵就会在输卵管中长途跋涉一周，最后到达子宫。在那里，受精卵如一粒种子般嵌入子宫内膜。接下来，它将在温暖、安全又富有营养的环境中茁壮生长。

　　只有在没有成功受精的情况下，月经才会产生。排卵日之后的一周，如果受精卵没有着床，子宫内膜便会脱落，并通过阴道排出。

什么是生理期？

　　简单来说，生理期就是月经期，在此期间子宫内膜脱落并排出。

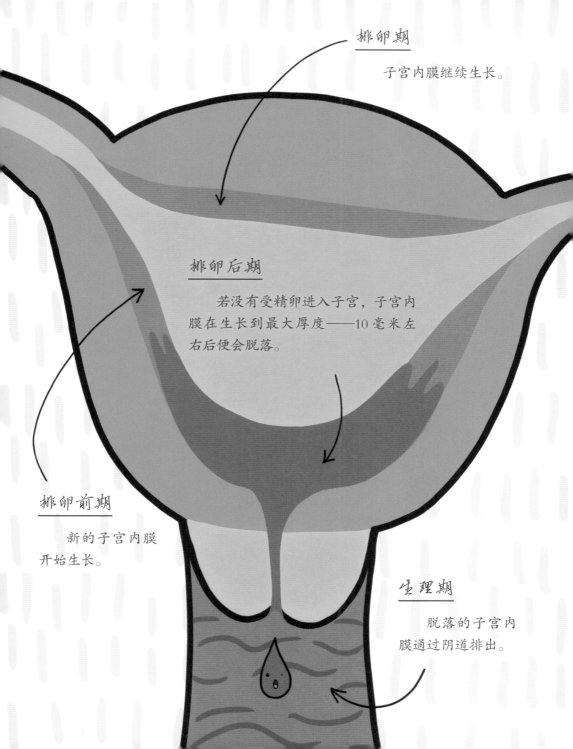

排卵期

子宫内膜继续生长。

排卵后期

若没有受精卵进入子宫，子宫内膜在生长到最大厚度——10毫米左右后便会脱落。

排卵前期

新的子宫内膜开始生长。

生理期

脱落的子宫内膜通过阴道排出。

宫颈

我是你的子宫，想必你已经认识我了。宫颈就是我最下面的这一段。

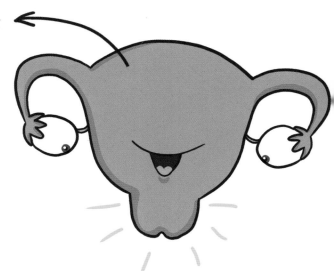

宫颈口就像一扇门一样，通常情况下，它是闭合的，只有在以下情况发生时它才会打开。

① **月经来潮时：** 以便子宫内膜排出。

② **分娩时：** 方便胎儿娩出。

宫颈口是一扇安全性极佳的门，它可以将脏东西和致病物统统挡在子宫之外。宫颈口的开和关有两种机制。

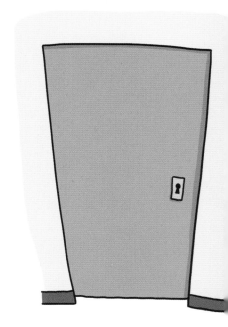

机制一：利用子宫肌肉开关宫颈口

宫颈口通常处于闭合状态。当需要打开它时，子宫肌肉会收缩。月经来潮时，子宫肌肉会发力，从而使宫颈口打开，子宫内的月经得以排出；分娩时，子宫肌肉会强有力地收缩，使胎儿娩出。

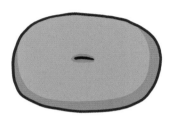

宫颈口闭合。

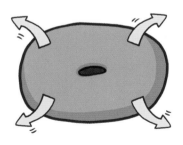

在生理期，宫颈口打开。

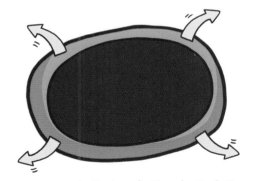

分娩时，宫颈口打开（胎儿从子宫娩出时，宫颈口会扩张至直径 10 厘米）。

机制二: 利用宫颈黏液开关宫颈口

我们的身体会想方设法确保宫颈口闭合，任何东西都不能随意进入子宫。这都是宫颈黏液的功劳。

宫颈黏液产自宫颈腺，通常会沿着宫颈和阴道流出。它就像一把移动的锁。

宫颈黏液有两种类型。为了便于理解，我们将它们形象地称为"关门液"和"开门液"。

"关门液"

"关门液"是白色的，好似酸奶，转瞬即干。它呈弱酸性，可以杀死细菌。

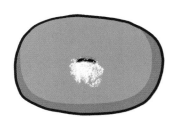

宫颈口闭合

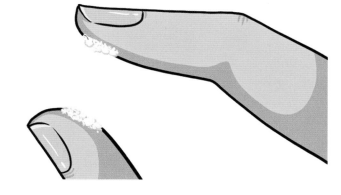

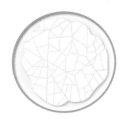

通过显微镜观察"关门液"，我们会发现它结构复杂，很难被穿透。

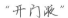

"开门液"与生鸡蛋的蛋清十分相似，稀薄、透明且富有弹性。流出后，它过一段时间才会干，因此外阴会变得湿润。"开门液"有利于精子通过，进入子宫。

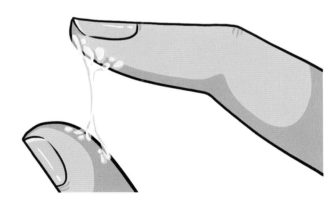

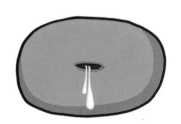

宫颈口打开

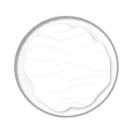

通过显微镜观察"开门液"，我们会发现它结构松散，这种结构有利于精子进入子宫。

如何确定你处于哪个阶段？

有时候，你也许特别好奇自己正处于生理周期的哪个阶段。你想知道自己的性器官所产生的各种感觉到底是因为什么，你想推算哪一天你会排卵，你还想预测哪一天会来月经。但是，这一切都发生在你的身体内部，怎样才能知道自己处于生理周期的哪个阶段呢？一个很好的方法就是——观察从阴道里流出的液体。

对生育期的女性来说，阴道里流出的液体主要有以下 3 种。

月经

"开门液"

"关门液"

每种液体分别代表什么？

 月经：你处在生理期。

 "开门液"：你即将排卵。

 "关门液"：你即将迎来生理期。

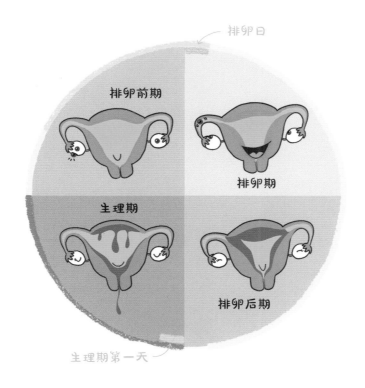

排卵日

排卵前期

排卵期

生理期

排卵后期

生理期第一天

你如果学会了辨别"开门液"，就能大致推算出自己什么时候来月经——因为排卵日距离下一次来月经大约 14 天。

刚开始，你可能难以分辨"开门液"和"关门液"。要有耐心，坚持观察一段时间后，你就能熟练地区分它们。有些女生阴道中流出的液体相对较多，对这些女生来说，辨别液体的类型比较容易；有些女生阴道中流出的液体相对较少，辨别起来会困难一些。

总结

排卵前期

生理期结束后，宫颈分泌"关门液"，宫颈口闭合，此时外阴相对干燥。几天之后，宫颈开始分泌"开门液"。与此同时，卵泡发育成熟并从卵巢壁突出。子宫内膜开始生长。

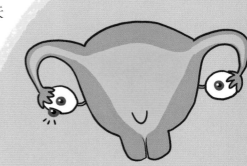

生理期

宫颈口微开，破损的子宫内膜脱落，排出体外。

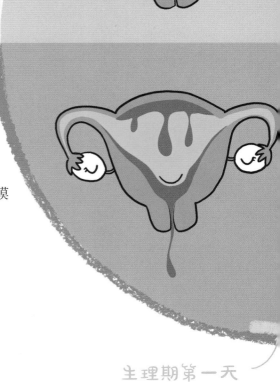

生理期第一天

42

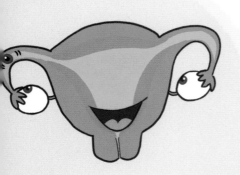

排卵期

排卵期以排卵日为起点。卵子离开卵巢，来到输卵管，在那里停留约 24 小时，等待精子。若 24 小时后还未受精，卵子便会死亡。与此同时，宫颈开始分泌"关门液"，宫颈口继而闭合。子宫内膜继续生长。

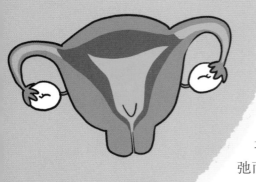

排卵后期

宫颈口保持闭合，子宫内膜生长到最大厚度之后开始破损。宫颈口随之松弛而扩张。

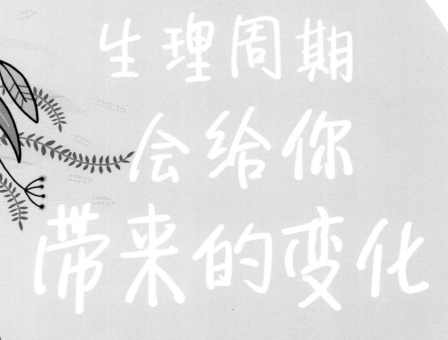

生理周期会给你带来的变化

　　生理周期会让你的情绪在两个极端之间来回摇摆：时而高昂，时而低落，就好比四季交替、昼夜变更、月圆月缺。据此，我们又可以将生理周期划分为情绪高昂期和情绪低落期。

生理周期影响的不仅仅是你的性器官，它会影响你的方方面面。这是因为影响卵子、子宫内膜、宫颈等的激素也会影响你的大脑和身体的其他部位。

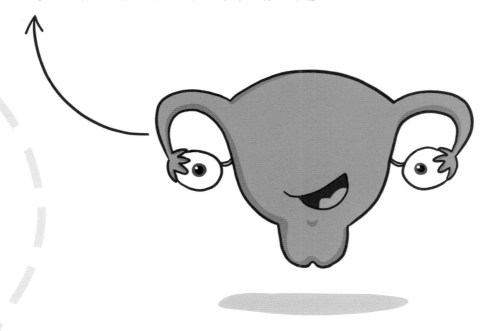

让我来教你如何跟着生理周期的节奏起舞吧！

"周期" 意味着什么？

　　生理周期会让你的情绪在两个极端之间来回摇摆：时而高昂，时而低落，就好比四季交替、昼夜变更、月圆月缺。据此，我们又可以将生理周期划分为情绪高昂期和情绪低落期。

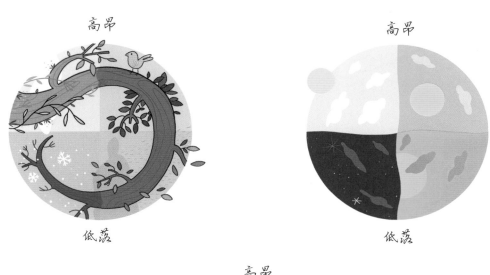

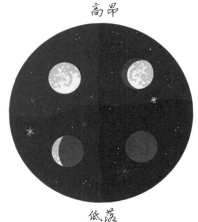

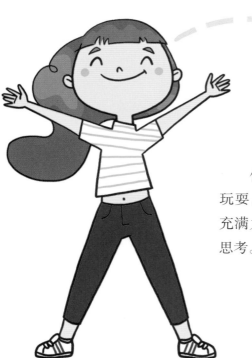

情绪高昂期

你关注生活中美好的事物，你想出去玩耍，想和他人交流。你感觉浑身轻盈、充满力量，很容易就能集中注意力并进行思考。

夏天
正午
满月

情绪低落期

你的注意力全都集中在自己身上，你想一个人安安静静地待着，不想与他人接触。你感觉身体沉重，浑身乏力，你的一举一动仿佛都受到了情绪的影响。

冬天
深夜
新月

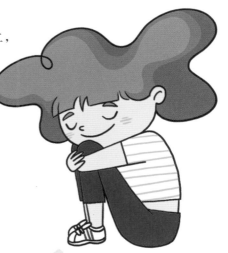

排卵前期和排卵期对应的是情绪高昂期，排卵后期和生理期对应的是情绪低落期。

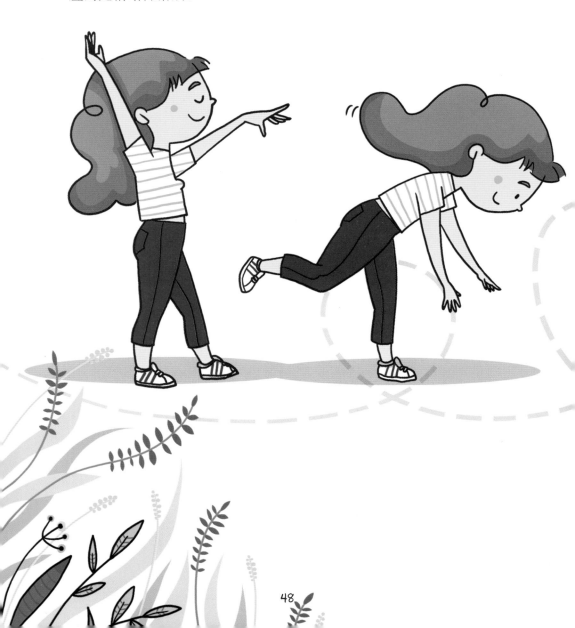

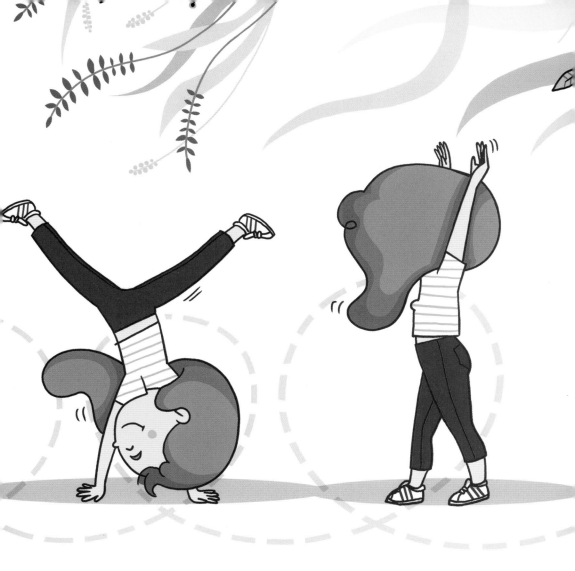

　　生理周期的存在能让你从不同的角度来感受生活，还能赋予你一些特定的"超能力"。你会发现自己拥有无尽的创造力，有勇气解决各种各样的困难。

　　接下来，我将向你说明生理周期不同阶段的特点。读完你就会发现，生理周期其实是上天赐给你的礼物。

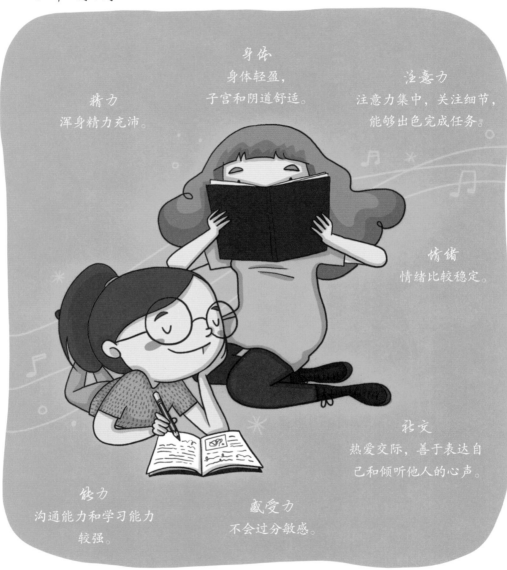

身体
身体轻盈，
子宫和阴道舒适。

精力
浑身精力充沛。

注意力
注意力集中，关注细节，
能够出色完成任务。

情绪
情绪比较稳定。

社交
热爱交际，善于表达自
己和倾听他人的心声。

能力
沟通能力和学习能力
较强。

感受力
不会过分敏感。

用全部精力和注意力来完成作业，温故知新，为考试做准备吧！

排卵期

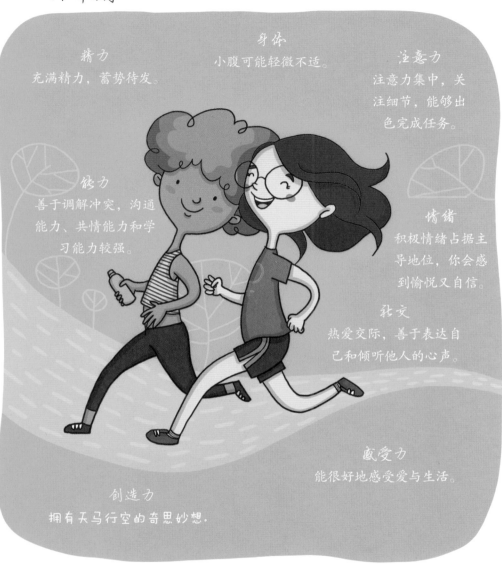

精力
充满精力，蓄势待发。

身体
小腹可能轻微不适。

注意力
注意力集中，关注细节，能够出色完成任务。

能力
善于调解冲突，沟通能力、共情能力和学习能力较强。

情绪
积极情绪占据主导地位，你会感到愉悦又自信。

社交
热爱交际，善于表达自己和倾听他人的心声。

感受力
能很好地感受爱与生活。

创造力
拥有天马行空的奇思妙想。

 在这几天里，不要将注意力分散到过多的事情上。你积蓄的精力已经达到顶峰，很快将开始衰减，所以不要将精力消耗在不必要的事物上。

排卵后期

精力
精力不足。

身体
小腹和胸部胀痛，并且更加敏感。油脂分泌旺盛，脸上的痘痘逐渐增多。

注意力
你感觉浑浑噩噩的，头脑一片混乱，难以集中注意力学习。

能力
具有较强的纠错能力，但要避免无谓的冲突。

情绪
你变得十分敏感，如一碰就破的泡泡般脆弱。你遇到无法解决的矛盾时，你的情绪会像活火山一样随时爆发。稍不注意，愤怒、悲伤、恐惧等情绪便会将你淹没。你很难隐藏或掩饰自己的情绪，很容易与他人产生冲突。

创造力
你对自己的创造力产生怀疑。你心情烦躁，遇到种种麻烦事时，只想快刀斩乱麻。

社交
社交欲望减退。

感受力
此时的你很难找到内心的平静和安宁，敏感多思，容易陷入自己的情绪。

💡 如果你的情绪突然爆发，可能因为你有尚未解决的问题。试着找出问题，并且衡量一下此时是否是解决它们的最好时机。

生理期

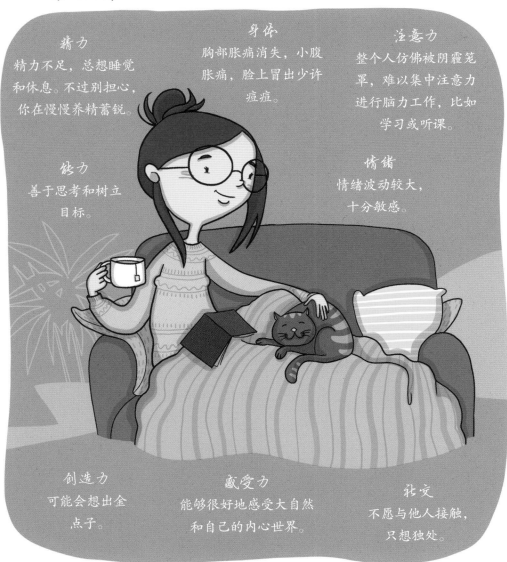

精力
精力不足，总想睡觉和休息。不过别担心，你在慢慢养精蓄锐。

能力
善于思考和树立目标。

身体
胸部胀痛消失，小腹胀痛，脸上冒出少许痘痘。

注意力
整个人仿佛被阴霾笼罩，难以集中注意力进行脑力工作，比如学习或听课。

情绪
情绪波动较大，十分敏感。

创造力
可能会想出金点子。

感受力
能够很好地感受大自然和自己的内心世界。

社交
不愿与他人接触，只想独处。

倾听并满足身体想要休息的需求，与自己对话。别担心，待生理期过去，你又将恢复活力，再次感受到世界的美好！

情绪低落期存在的意义

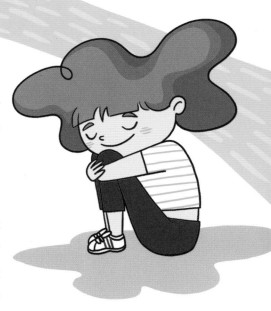

情绪低落期是上天给生育期女性的馈赠——它促使你直面生活中的不如意之处和应当解决的问题,并让你在关键时刻做出改变。

为了不让你继续像在情绪高昂期那样隐藏自己的情绪,你的身体开始放大你的情绪。在情绪低落期即将到来之前,以及身处情绪低落期,你将很难隐藏或掩饰太多的情绪,而这些情绪恰好可以帮助你看清生活中的不如意之处和你必须解决的问题。

很多女性都不知道如何处理这些强烈的情绪,因为没有人教过她们什么是情绪,以及情绪低落的意义。为此,她们感到十分烦恼。但是,你和她们不一样!因为接下来我将向你简要介绍关于情绪的知识。

什么是情绪？

你的身体通过产生情绪来告诉你：哪些方面你做得很好，应当继续；哪些方面你应当做出改变。

情绪可以分为两类：积极情绪和消极情绪。积极情绪让你感到舒适，身体通过积极情绪给你传递正面的信息——一切顺利。消极情绪则让你感觉很糟糕，说明你的生活中有不如意的地方。不过你一旦解决问题，就会再次感到舒适。

	积极情绪	消极情绪
基本情绪	喜悦、宁静	恐惧、愤怒、悲伤
复杂情绪	自信、兴奋、幸福、满足、感激、自豪等	焦虑、内疚、嫉妒、沮丧、忧郁、不安、失望等
传递的信息	一切顺利	某个地方出了问题，亟待解决

换句话说，让你感到不适的情绪既不是毫无意义的，也不是生活的常态。这些情绪的存在是为了让你解决问题。如果你总是感到悲伤、愤怒或者恐惧，那说明你还没有从根源上解决引发这些情绪的问题。

总结

排卵前期

生理期

高

低

生理期第一天

排卵日

昂

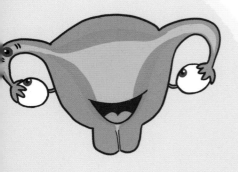

落

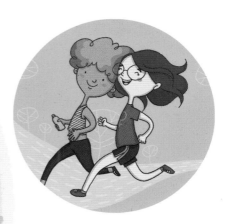

排卵期

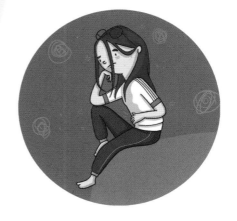

排卵后期

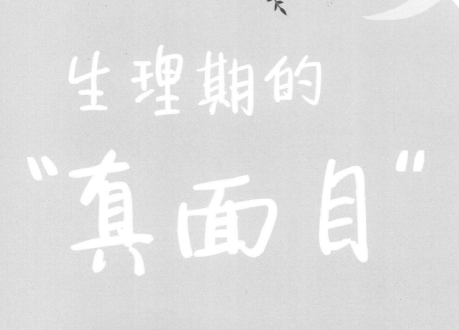

生理期的 "真面目"

生理期的持续时间、出血量以及血液特点会随着你的
生活习惯改变，你的每个生理期的情况都有可能不同。

当你处于生理期,从身体中流出的液体是美丽、干净而又具有价值的。当生理期来临时,仔细观察以了解这种液体的特点非常重要。

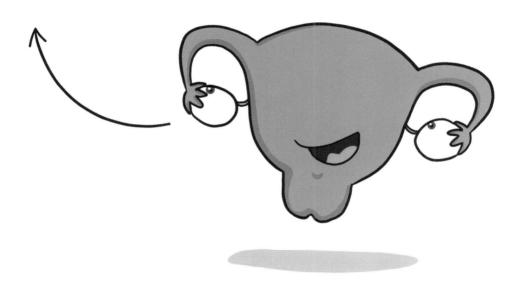

让我来告诉你关于它的所有秘密吧!

生理期流出的"血"

生理期从阴道中流出的"血"与人体血管中流动的血不同，它是由血液、少量宫颈黏液和子宫内膜碎片组成的混合物，也就是我们之前说的"月经"。

生理期的持续时间、出血量以及血液特点会随着你的生活习惯改变，你的每个生理期的情况都有可能不同。你需要注意以下几点。

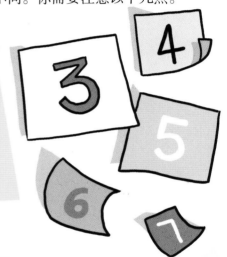

持续时间

通常情况下，生理期可能持续3~7天。当阴道中不再流出任何异物或者从阴道中流出的液体清澈而透明时，生理期就结束了。

出血量

大部分女性生理期的总出血量为70毫升左右。

值得注意的是，其间每天的出血量都有可能不同。前两天的出血量通常最大，之后则慢慢减小。最后，从阴道中流出的液体仅仅夹杂着少量棕褐色的血丝。

颜色

从阴道中流出的月经在一段时间后颜色会发生变化，这是由于月经与空气接触后被氧化了。

生理期每天月经的颜色都有所不同。通常情况下，第一天的月经呈鲜红色，之后几天，月经颜色逐渐变深，直到呈棕褐色。

气味

月经的气味也会随着时间变化。

质地

第一天月经比较稀薄，几乎不含血块。之后，月经会逐渐变得黏稠。

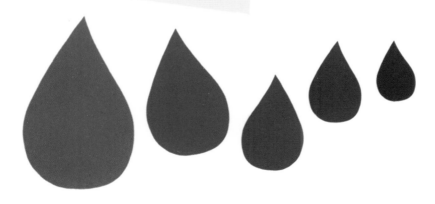

阴道中有血液流出就意味着生理期到了吗？

阴道出血并不一定意味着生理期的到来。你如果清楚了解生理期出血的特点，很容易就能自行判断。接下来，我将向你列举几种最常见的情况。

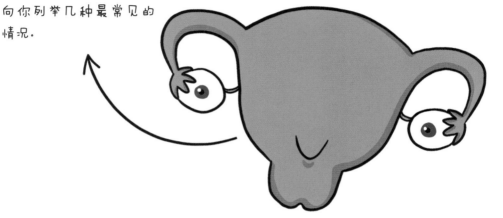

排卵出血

如果是排卵出血，那么流出的血液呈浅粉红色、红色或棕色，出血通常持续几小时，也可能持续几天。

千万注意：不要将它和生理期的出血混淆。如果出血的持续时间较长或频繁出血，请及时告诉家长，让他们陪你去做检查。

以下几种情况也可能引起出血。

· 孕早期受精卵着床。

· 流产。

· 服用短效避孕药，引起"撤退性子宫出血"。

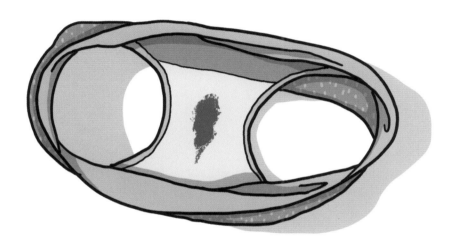

生理期你会有什么感觉？

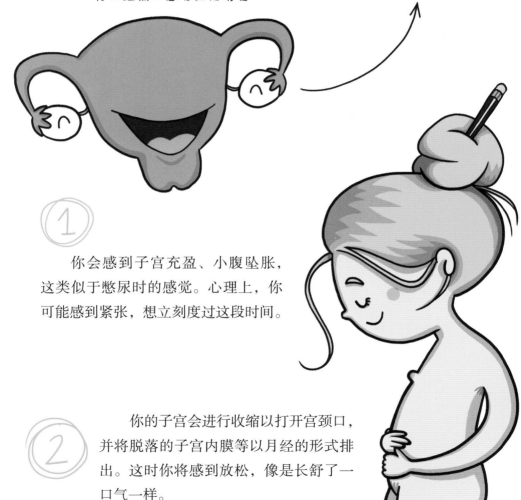

这个问题没有统一的答案，因为感觉因人而异。这就好比你向外星人解释小便时你有什么样的感觉一样。每个人都会用自己的方式来表达自己的感觉。不过，我会尽力将生理期的感觉描述清楚的！

① 你会感到子宫充盈、小腹坠胀，这类似于憋尿时的感觉。心理上，你可能感到紧张，想立刻度过这段时间。

② 你的子宫会进行收缩以打开宫颈口，并将脱落的子宫内膜等以月经的形式排出。这时你将感到放松，像是长舒了一口气一样。

64

月经从子宫流出。月经通过宫颈流到外阴需要几秒的时间。

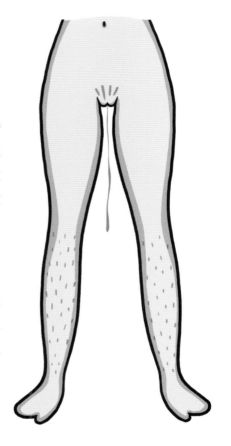

月经从阴道口流出。你如果保持站立姿势，就会感到月经顺着阴唇流下。如果你用卫生纸去擦拭，也会感觉到月经是如何从阴道流出并在外阴扩散的（外阴在一段时间后会变得潮湿）。

月经被排出，渐渐地，腹部不再胀痛。生理期结束、月经全部被排出时，你会感到身体十分轻松。

然而，也有一部分女性并不会有上面描述的这些感觉，这可能是由于她们身体的这些部位不是特别敏感。

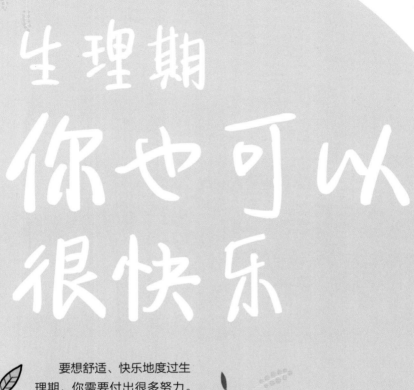

生理期

你也可以很快乐

要想舒适、快乐地度过生理期，你需要付出很多努力。因为在生理期，你的需求和平时的是不同的。

看到这个标题时，你可能十分诡异，因为"生理期很痛苦"的说法在人们的脑海中已经根深蒂固了。的确，很多女性都有这样痛苦的经历。但是，通过这一节的介绍，我希望你能意识到：月经来潮应该和吃饭、小便或休息一样，是自然又令人舒适的。

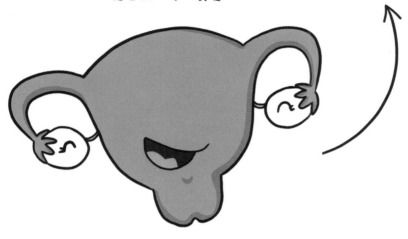

为了让你舒适地度过生理期，接下来，我会教你一些方法！

将月经排出的需求

上文提到，身体通过产生各种情绪来与你沟通并表达需求。如果一切顺利，你的身体会感到舒适，你的情绪是积极的；如果某个地方出了问题，你可能产生负面情绪，你的身体希望你行动起来，做出改变。

月经来潮其实是和吃喝、排泄、睡觉一样的生理需求。那么，如何和身体沟通以察觉自己的生理需求呢？

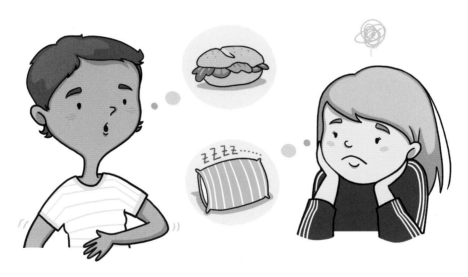

你的身体有某种生理需求时，会让你产生轻微的不适感以提醒你，让你意识到这种需求并满足它。如果你不予理会，身体便会增强这种不适感。不适感越来越强，最终可能变为疼痛感，直到你完成身体要求你做的事，这种不适感才会消失。相反，如果你满足了身体的需求，身体就会用强烈的快感奖励你。

吃东西的需求

提醒：胃感到不舒服。

警告：胃痛、心情差、头晕。

奖励：吃饭时或者吃饭后，你会感到十分快乐。

排泄的需求

提醒：肠道产生不适感。

警告：直肠痉挛、肠道剧烈疼痛、冒冷汗、无法集中注意力。

奖励：排便时或者排便后，你会感到十分轻松，心情变好。

排出月经的需求

提醒：子宫和小腹产生压迫感、胀痛感或下坠感。

警告：子宫痉挛、小腹疼痛、心情糟糕。

奖励：小腹的疼痛有所缓解，身体感到轻松。

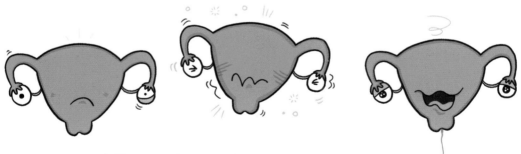

　　通常情况下，如果月经被顺畅地排出，你就不会感到疼痛，顶多感到轻微不适。

生理期的其他需求

生理期往往意味着情绪低落，因此，除了排出月经这一生理需求外，还有一些其他需求——休息、安静的环境、他人的关怀和陪伴等。同样，如果你没有满足这些需求，你的身体就会通过让你产生不适感和负面情绪来引起你的注意。

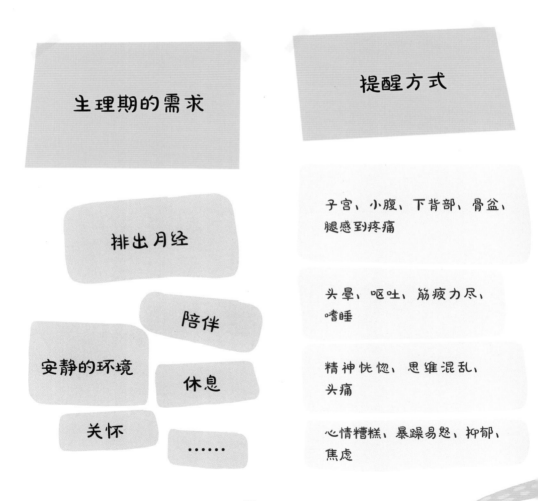

主理期的需求

提醒方式

排出月经

陪伴

安静的环境

休息

关怀

……

子宫、小腹、下背部、骨盆、腿感到疼痛

头晕、呕吐、筋疲力尽、嗜睡

精神恍惚、思维混乱、头痛

心情糟糕、暴躁易怒、抑郁、焦虑

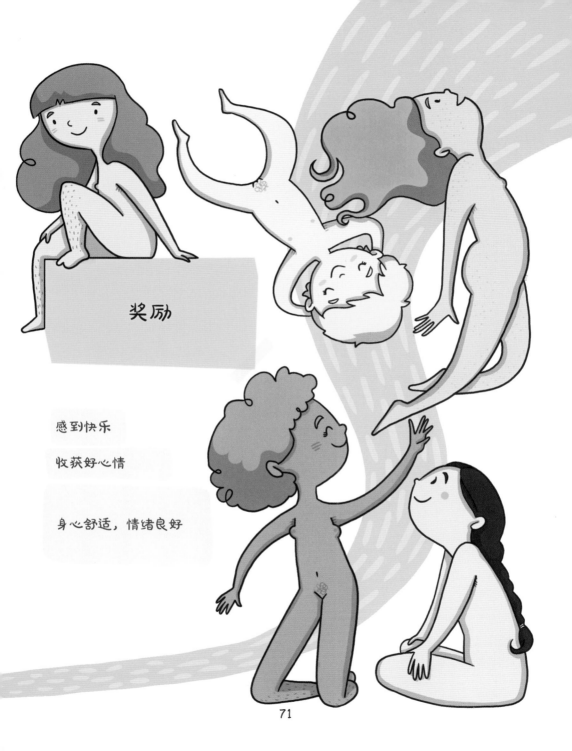

奖励

感到快乐

收获好心情

身心舒适，情绪良好

通过锻炼缓解生理期疼痛

　　身处生理期，子宫肌肉会收缩以打开宫颈口，将月经排出。

　　子宫作为身体的一部分，子宫肌肉能否很好地收缩和扩张，与身体其他部位（如盆底肌、骨盆及其附近的肌肉等）的状态也有关系。为了预防生理期疼痛，你的身体应当保持良好的状态，因此平时你要多锻炼。

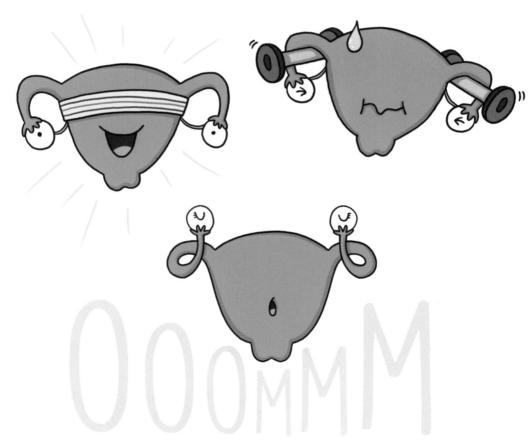

为了让你更好地锻炼腹部、腿部以及骨盆附近的肌肉，我向你推荐一个令人愉悦的方法：

跳舞！

你可以模仿肚皮舞、拉丁舞或者非洲舞中的动作。

扭腰时，可以顺时针或逆时针画圈。

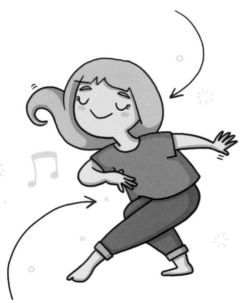

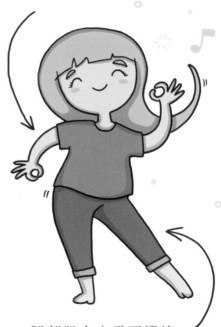

以你自己的方式，在跳舞时扭动腰部。

腿部肌肉也需要锻炼，因为腿部起支撑和稳定身体的作用。

小妙招

接下来，我将向你介绍一些小妙招，它们既可以预防生理期疼痛，也可以在疼痛已经产生时减轻疼痛。

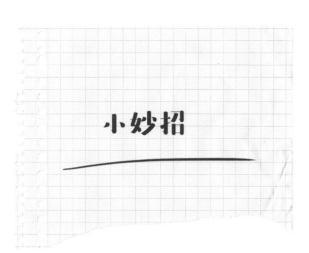

生理期前几天

① 放慢生活节奏，多休息。

② 健康饮食，减少精制碳水化合物和糖的摄入。

③ 加强锻炼。

尽情 舞蹈吧！

生理期

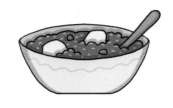

① 多吃富含铁的食物，如瘦肉、动物肝脏、菠菜等。

② 满足身体的需求，多休息。

③ 注意腹部和背部的保暖。你可以将上衣塞到裤子里。如果需要，也可以使用暖腹带。

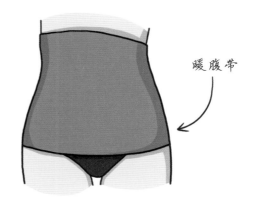

暖腹带

④ 用精油按摩腹部和背部。

⑤ 淋浴时，让月经自然地流出。一旦你的大脑接收到月经顺利排出的信号，小腹的不适感就会减轻。

⑥ 当你感觉疼痛时，不要使用卫生棉条或月经杯。

"生理期节"

要想舒适、快乐地度过生理期，你需要付出很多努力。因为在生理期，你的需求和平时的是不同的。

生理期第一天是身体的各种需求最强烈的时候。你如果满足了这些需求，接下来的几天就会轻松许多；反之，之后的几天你可能依旧感到不适。

生理期第一天是特别的一天，值得好好庆祝，我们应该把它定为"生理期节"。它不是一个全球性节日，也不是需要和朋友一起庆祝的节日，而是一个需要你和内心深处的自己共度的节日。这一天，你要比平时更关注身体的需求，因为这时，照顾好自己才是最重要的。

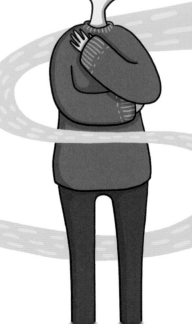

你需要倾听自己的需求并满足它们。

懂得庆祝"生理期节"的女性都会因生理期的到来而感到高兴，因为她们将生理期视作每一个生理周期中的假期。在这一天，她们将比平时更好地感受自己和照顾自己。

生理期让你感到舒适的事情

排出月经　　　睡觉　　　活动身体　　　休息　　　享用美食

画画　　　听音乐　　　写字　　　跳舞

亲近大自然　　　待在自己的房间里

……　　　　倾听心声

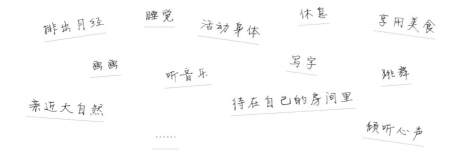

生理期让你感到不适的事情

月经没有排出　　　压力过大　　　事务繁多

周围的人过多　　　进行脑力活动　　　社交

注意力被分散

……

社会环境

　　学校和大多数公司目前还没有将生理期第一天设定为休息日。不过好消息是，有一部分公司已经将休生理假作为员工福利。相信等你长大后，一切会变得更好。

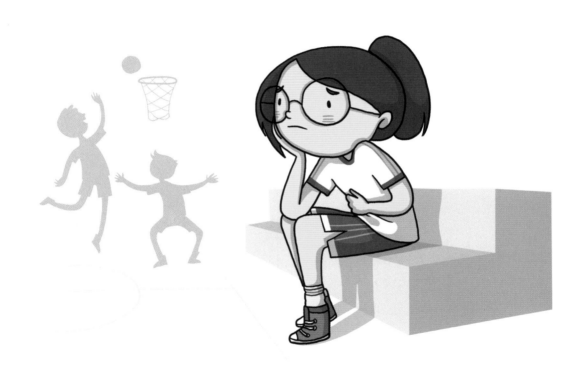

现在，你已经知道生理期第一天是一个特别的、充满魔力的日子。这时，你需要以另一种方式生活。尽管社会环境没有给你提供任何便利，但是你可以替自己做决定，将满足自己的需求、让自己感到舒适放在第一位。只有这样，你才可能一点点地改变世界。

如果生理期第一天你正好要去上学，你也许不能专心听课，做数学或语文作业时感觉费力。你的身体感到不适，心情也很糟糕。这一切都是因为你没有满足身体的需求。

坚强地度过这一天吧！就像你感冒或者睡眠不足时依然要去学校一样。但是，你回到家后，有了自己的时间，就尽情享受"生理期节"吧！你将发现，一切都会好起来。

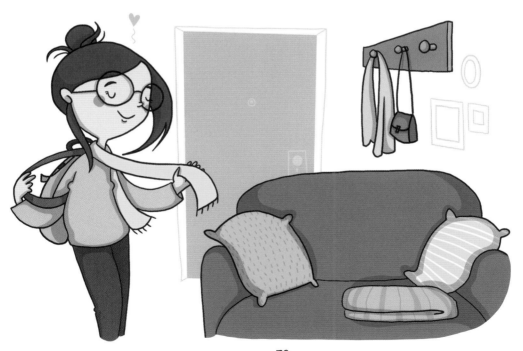

疼痛也可能预示着疾病

一些疾病也会造成生理期疼痛，比如子宫内膜异位症、盆腔炎、子宫肌瘤等。

请注意：生理期排出月经不会引起其他部位疼痛。如果每次你上厕所都感觉十分疼痛，请立刻就医。如果你按照我之前所讲的做了，仍然无法缓解疼痛，最好去寻求医生的帮助。

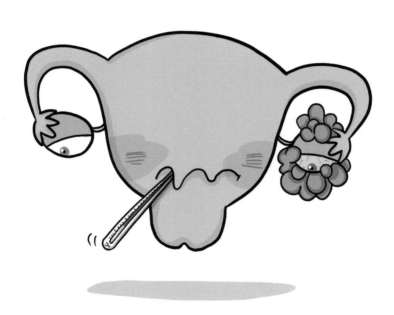

如果月经能够顺
畅地排出，
你就不会有强烈
的不适感。

让自己
保持清洁
的方法

 月经流出体外后，可以被某些一次性卫生用品，如卫生巾、卫生护垫等吸收，这就和纸尿裤吸收尿液差不多。

处理月经的方法有很多。你非常有必要了解所有的方法，然后根据情况选择最合适的方法。你也可以根据自己的生活习惯，使用不同的方法。

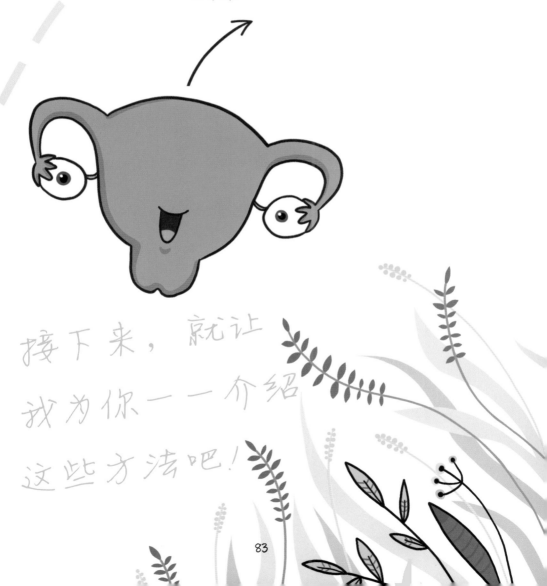

接下来，就让
我为你一一介绍
这些方法吧！

外用卫生用品

月经流出体外后，可以被某些一次性卫生用品，如卫生巾、卫生护垫等吸收，这就和纸尿裤吸收尿液差不多。

一次性卫生用品

卫生巾和卫生护垫属于一次性卫生用品，用完要扔到垃圾桶里。注意：不要直接扔进马桶！生理期头几天建议使用卫生巾，等出血量减少后改用卫生护垫。

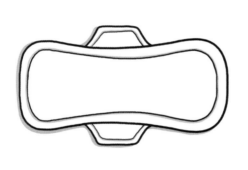 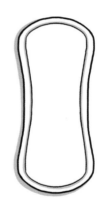

优点

· 使用方便，容易操作。

缺点

· 可能使阴道和外阴产生瘙痒感。
· 长期使用成本较高。
· 会污染环境。

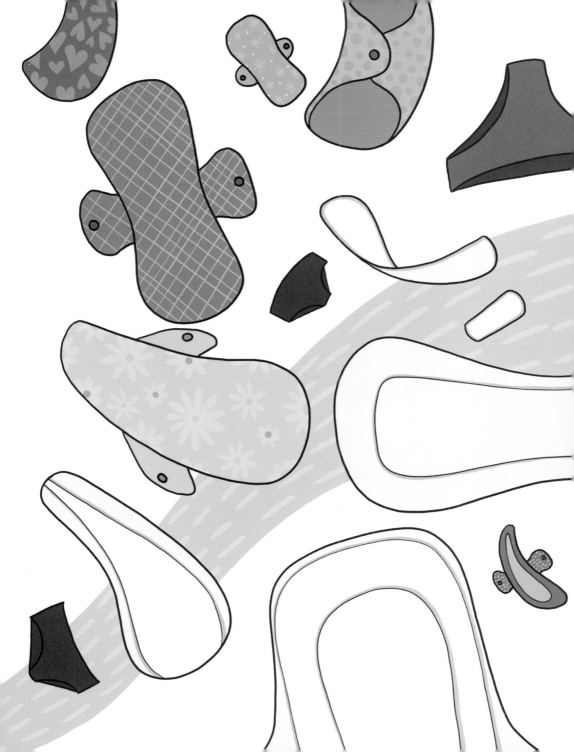

内置卫生用品

卫生棉条

卫生棉条主要由棉、人造纤维或这两种材质混合制成，吸收力很强。卫生棉条被放在阴道里后可以吸收月经，这样，月经就不会流到阴道外了。

如何使用卫生棉条?

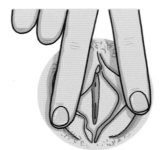

洗净双手后，用手指分开阴唇，找到阴道口的位置。

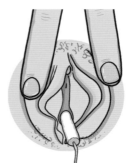

放松，轻轻将卫生棉条推入阴道。

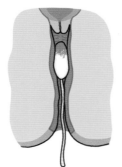

卫生棉条最终应位于阴道深处，这样你才不会有异物感。

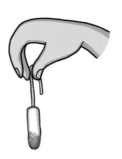

需要取出卫生棉条时，放松阴道，抓住棉线，将棉条拉出。

优点	缺点
·体积较小，吸收力较强。	·如果操作不当，细菌可能随着卫生棉条进入阴道，引发炎症。
·放好后不易因运动等缘故而移动，从而造成侧漏。	·如果长时间不更换，卫生棉条上可能滋生细菌，有引发中毒性休克综合征（TSS）的风险。
	·长期使用成本偏高。

注意！

　　卫生棉条可能引起中毒性休克综合征，这是由于金黄色葡萄球菌产生的毒素在卫生棉条上积聚。这种罕见的疾病可能引起高热、呕吐、腹泻等症状，如未及时医治，甚至可能导致死亡。为了避免这种疾病，至少每6小时就要更换一次卫生棉条。

　　我建议，你在需要进行比较剧烈的体育运动（如游泳、跳舞等）时使用卫生棉条，并且尽可能地缩短使用时间。比如，在游泳之前放入卫生棉条，游泳结束后立刻将其取出。不管是放入时还是放入后，卫生棉条都不应引起疼痛。

月经杯

　　和卫生棉条一样，月经杯同样被置于阴道内，但它的作用机制不是吸收月经，而是接住月经。

如何使用月经杯？

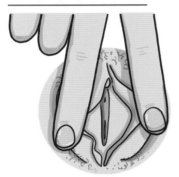

　　洗净双手后，用手指分开阴唇，找到阴道口的位置。

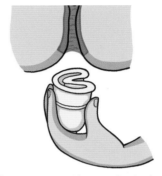

　　如图所示，将月经杯向内折，使其直径变小，然后放入阴道深处。

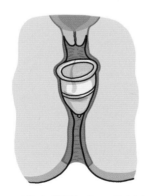

　　进入阴道后，月经杯会自动展开。

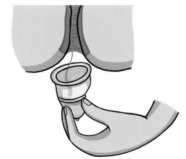

　　需要取出月经杯时，放松阴道，两根手指探入阴道，然后轻轻挤压月经杯表面，将其拔出。

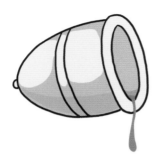

你如果需要继续使用月经杯，可以将它洗干净后，再次放入阴道。

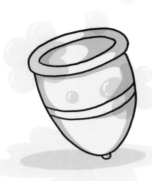

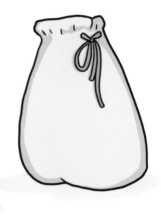

如果暂时不需要使用月经杯，可以用清水和肥皂将它洗干净并消毒，然后将它装在专门的收纳袋里。

优点	缺点
·不会污染环境。	·使用方法需要通过学习才能掌握，且需要一段时间适应。
·长期使用成本较低。	
·有助于你观察月经的颜色、气味和量。	·尽管有专为少女设计的小型月经杯，但是对青春期的女生来说，操作起来有些困难。

生理期的正确打开方式

　　就像刚学习自己上厕所的小朋友很容易弄脏裤子一样，女生刚开始来月经的时候通常也会弄脏裤子和床单。几乎所有的女性都有这样的经历，不过别担心，你如果做好充足的准备，就可以在很大程度上避免这种情况发生。这同样需要学习。

　　第一来月经的时候，如果出门，你可以随身携带换洗的裤子（包括内裤）。一旦月经弄脏裤子，你就可以随时更换。除此之外，穿深色裤子也是一个不错的方法。这样一来，哪怕裤子被弄脏了一点儿，别人也不会注意到。

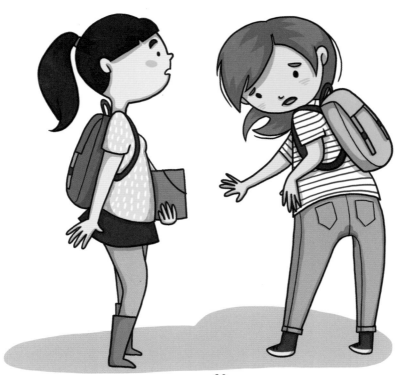

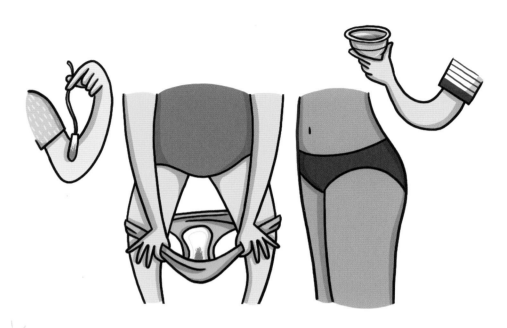

💡 如果你的裤子被月经弄脏了，你需要在血迹变干之前赶紧用冷水清洗。血迹一旦变干，就很难被洗掉了。如果用肥皂很难洗干净，可以选择专门的洗涤剂。

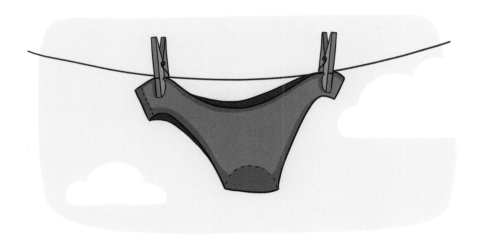

关于

性与生育的知识

　　尽管与性相关的事情在初潮到来的许多年后你才会慢慢经历，但是你有必要从现在起就了解相关信息。只有这样，你才能做好万全的准备来迎接这些时刻的到来。

进入生育期后，你可能比从前更关注异性、憧憬恋爱，想与心仪的异性有亲密的接触。部分女生在这个阶段会有自慰的冲动（这并不可耻）。当然，所有这些并不是与初潮同时发生的，而是逐渐发生的。

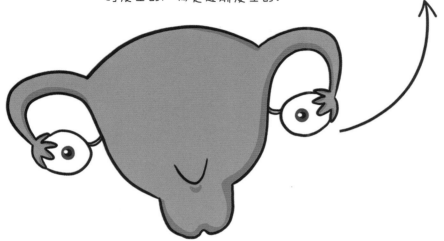

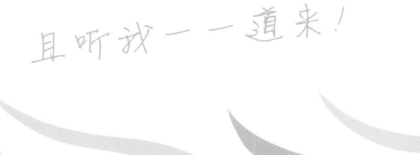
且听我一一道来！

母性意识的觉醒

　　部分女性到了一定的年龄段后，会觉得小孩子十分可爱，不自觉地产生想保护、照顾他们的欲望，这是身体发育和激素变化带来的母性意识的觉醒。这种感觉可能因人而异，甚至同一个人在不同时期的表现都会有所不同。

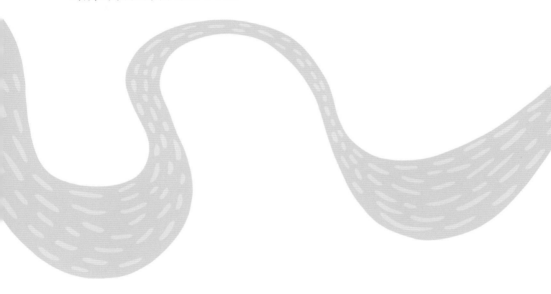

　　有些女性从来不会产生这样的感觉，而许多女性在怀孕时才会产生这样的感觉，还有少数女性很早就决定不生孩子，想把自己的精力放在事业和她们认为重要的其他事情上。

　　如今，大部分女性都选择晚婚晚育。生理上，自第一次月经来潮之后，女性就存在怀孕的可能，拥有孕育生命的能力，但过早怀孕会对身体造成巨大的负担。尤其是青春期的少女，身心都尚未成熟，不具备抚养孩子的能力，因此要格外防范怀孕的风险。

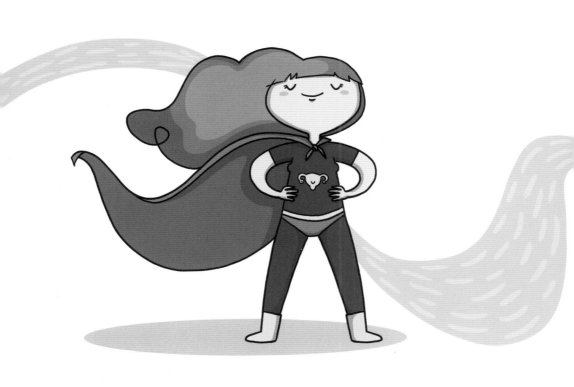

强大的"超能力"也意味着巨大的责任。

什么是性关系？

　　尽管与性相关的事情在初潮到来的许多年后你才会慢慢经历，但是你有必要从现在起就了解相关信息。只有这样，你才能做好万全的准备来迎接这些时刻的到来。

　　也许你隐约知道，"发生性关系"意味着男性和女性之间有性交行为。

　　事实上，一段健康的性关系所包含的内容远不止于此。比起性爱本身，更重要的是双方对爱的表达。

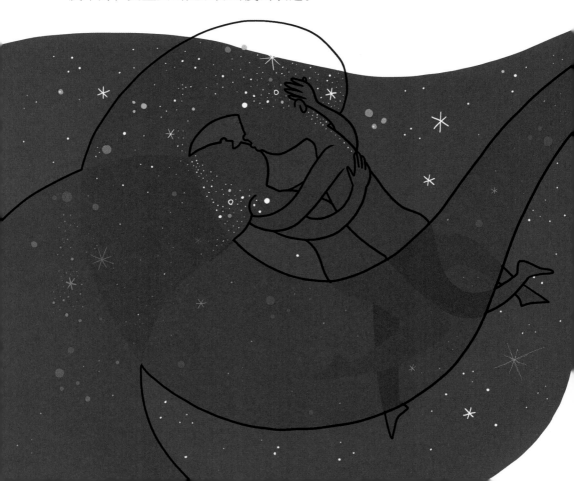

你需要知道，无论什么时候都要充分尊重自己。如果身体接触让你感到不适，你有权利对任何人说"不"。只有在双方都同意并且都感到愉悦的情况下，身体接触才是被允许的。

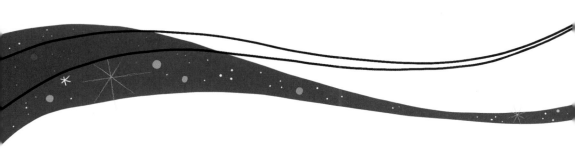

我们有许多途径来表达爱意。除了拥抱、亲吻、牵手这样的身体接触，我们还可以用表情、语言等来表达。性行为作为最深层次的身体接触，也伴随着较大的风险，这些风险是处在青春期的少女难以承担的。因此，我希望你早点儿了解这些风险，比如我们后面会讲到的——意外怀孕。

怀孕

从精子进入阴道到受精卵根植于子宫内膜中，整个过程需要将近两周的时间。接下来，我将向你讲解这个过程！

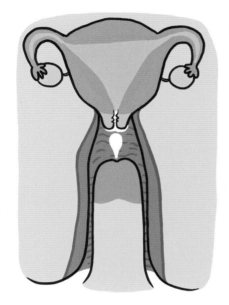

① 男性和女性发生性关系。

② 男性在女性阴道内射精。

③ 精子先后通过宫颈和宫腔（子宫内的空间），最后到达输卵管，在那里等待卵子。

④ 精子在输卵管中可以存活3天左右，如果在这段时间女性排卵，精子和卵子就有可能结合。

⑤ 许多精子包围卵子，但最后通常只有一个精子能成功进入卵子并与之结合。

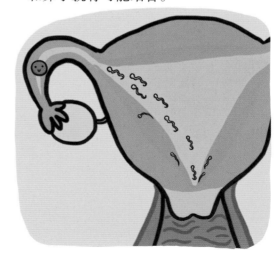

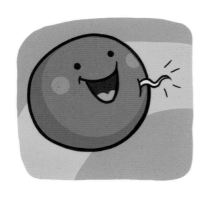

⑥ 精子的"头部"进入卵子的细胞膜，使卵子受精。

⑦ 精子丢弃它的"尾巴"，卵子开始"变形"以阻挡其他精子进入。

⑧ 精子的基因与卵子的基因融合。

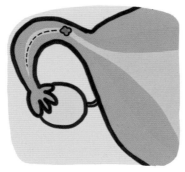

⑨ 受精卵开始分裂。

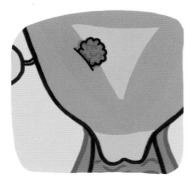

⑩ 大约7天后，受精卵到达子宫，在子宫内膜中着床。

　　然而，怀孕并不都是两性发生关系的结果。人工授精可以使许多不孕的女性以及没有伴侣但想成为母亲的女性以另一种方式怀孕。

什么样的性行为会使你怀孕?

你已经了解了受孕的整个过程。接下来,我们就来一起看看,什么样的性行为会使你怀孕。

一般情况下,满足以下条件才会怀孕。

你具有生育能力。

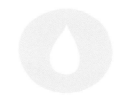

你与一名具有生育能力的男性发生性关系。

注意:以下两种行为有可能导致怀孕,因为它们都可能使精子和卵子结合。

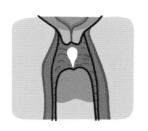

进行阴道性交。

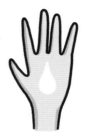

手指在触碰精液或男性射精前分泌的液体后,又触碰外阴或伸入阴道。

打破谣言

也许你曾听说下面这些行为不会导致怀孕，但其实这些全是谣言。

谣言

第一次发生性关系不会怀孕。

真相

这种说法简直就是无稽之谈。不管你是第一次还是第二十次发生性关系，只要精子能够与卵子结合，你就会怀孕。

谣言

生理期发生性关系一定不会怀孕。

真相

没有绝对的"安全期"。如果你的生理周期很短，你在生理期刚刚结束后就排卵，那么依旧存活在体内的精子就有可能和卵子结合，你也是有可能怀孕的。

谣言

体外射精不会导致怀孕。

真相

体外射精也就是在不采取任何避孕措施的情况下进行阴道性交，并在阴道外完成射精（或者在即将射精时戴上避孕套）。然而，阴茎在射精前分泌的液体也可能导致怀孕，且男性很可能出现失误，未能及时将阴茎拔出，从而导致精液部分或全部进入阴道。

在进行阴道性交时，
有办法避免怀孕吗？

当然有！正是为了解决这个问题，人类才发明了各种避孕措施。但是，即使采取了避孕措施也不意味着万无一失。有许多人在采取了避孕措施的情况下还是意外怀孕了。

记住，没有任何一种避孕措施能百分之百地避孕！

避孕工具及方法

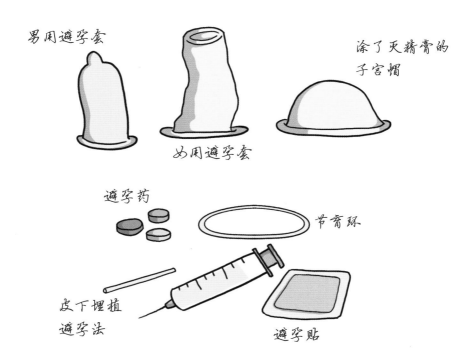

男用避孕套

女用避孕套

涂了灭精膏的
子宫帽

避孕药

节育环

皮下埋植
避孕法

避孕贴

总结

在本章结束之前，我们有必要回顾一下本章的重点。

身处青春期，你可能憧憬恋爱，想与心仪的异性有亲密的身体接触，但你必须将自己的感受放在首位，充分了解性行为可能带来的风险。

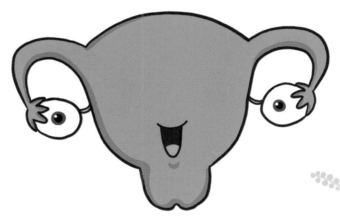

需要注意的是，没有哪一种避孕措施能百分之百避孕。

第一个
生理期
到来之前
身体的变化

 在月经初次来潮前的一段时间，你的小腹可能产生前所未有的感觉，那是子宫和卵巢像发动机一样在进行预热。在你还没有开始排卵时，它们就在模拟以后的工作了。

初潮不会突然发生，一般来说，在初潮之前的几小时、几天甚至几个月，你的身体会发生一些变化。了解这些变化可以让你有把握、自信地迈出这一大步，进入崭新的生命阶段。

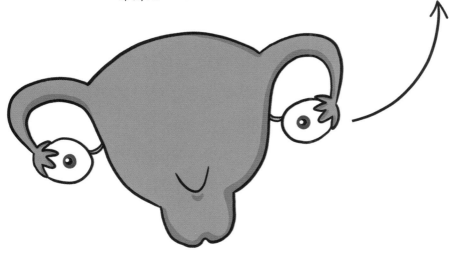

让我们开启冒险之旅吧！

早期变化

乳房

进入青春期后，第一个肉眼可见的变化是乳房开始发育：乳头和乳晕开始鼓起，并且颜色变深。而胸部的其他地方仍旧是平的，看上去就好像衣服里面藏了一粒纽扣。

你还会发现胸部的皮肤变得紧绷，乳头和乳晕越来越敏感。你可能有轻微的胀痛感和触痛感，似乎所有的不适感都集中在胸部，就像你受伤时所有的疼痛感都集中在伤口处一样。不过别担心，随着乳房不断发育，这种不适感最终会消失。

乳房的发育预示着你已进入青春期，月经会在大约两年之后到来。一般情况下，一侧的乳房先开始发育，另一侧可能晚一些。乳房的发育过程将一直持续到初潮之后的几年。

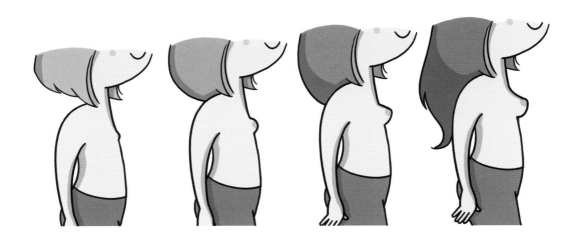

体毛

　　通常情况下，乳房开始发育后不久，外阴开始长出阴毛。但是有些女生恰好相反——在外阴长出阴毛后，乳房才开始发育。

　　起初，你会发现大阴唇上长出了一些又长又软的阴毛。随着时间的推移，它们越来越多，并且变粗、变卷。再过几年，这些阴毛将覆盖你的性器官所在的整个区域：大阴唇、腹股沟、大腿根部以及肛门周围。

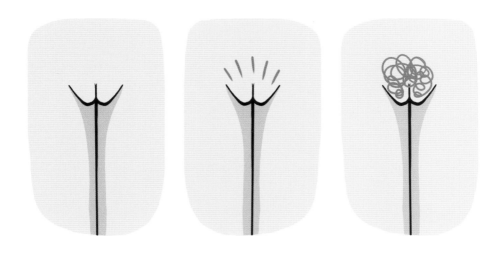

　　同时，你的腋下也开始长出腋毛。它和阴毛一样，都属于第二性征的标志。除此之外，你的手臂、大腿、双脚以及嘴唇上方可能也会出现明显的体毛。

头发和面部皮肤

头发容易出油，脸上开始冒青春痘。

身材

身材逐渐变得丰满。髋部开始变宽，胸部、臀部和大腿的脂肪也越来越多。

身高

短时间内会长高许多。一般情况下，初潮前一年，进入快速增长期。但是几年之后，增长速度减慢，直至不再增长。

要有耐心哟！说不定当你见到好久没见的朋友时，他会惊呼："你又长高啦！"

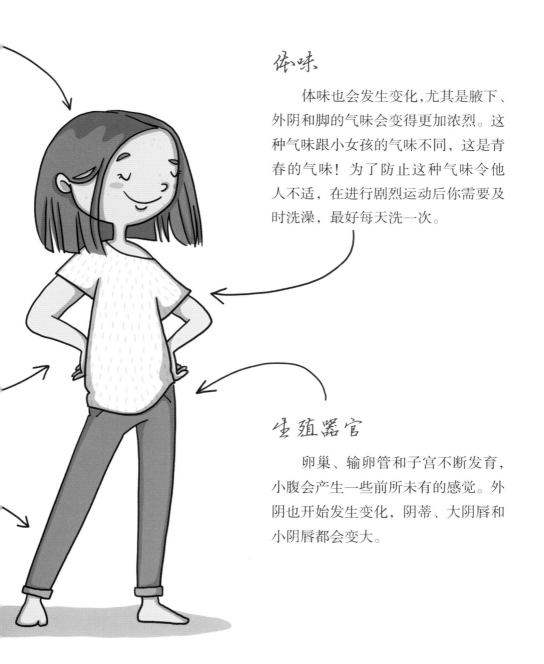

体味

体味也会发生变化,尤其是腋下、外阴和脚的气味会变得更加浓烈。这种气味跟小女孩的气味不同,这是青春的气味!为了防止这种气味令他人不适,在进行剧烈运动后你需要及时洗澡,最好每天洗一次。

生殖器官

卵巢、输卵管和子宫不断发育,小腹会产生一些前所未有的感觉。外阴也开始发生变化,阴蒂、大阴唇和小阴唇都会变大。

阴道里出现分泌物

月经即将来潮时，阴道里可能出现分泌物。你可能在外阴、内裤或者卫生纸上发现它们。

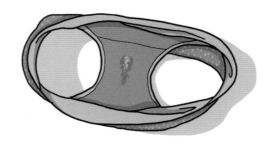

阴道里的分泌物是什么？

我们将阴道里的分泌物称为"白带"。它主要是宫颈黏液。

白带不会留下难洗的污渍，正常清洗内裤后，白带留下的痕迹便会完全消失。因此，这个时候一般没有必要使用卫生用品。

白带有什么作用？

白带是我们的盟友，我们需要对它有充分的了解。

它具有以下作用。

· 抑制细菌生长，使阴道保持清洁和健康。

· 在发生性关系时起润滑作用，避免受伤。

· 帮助你判断是否即将排卵或即将月经来潮。

· 反映健康状况，帮助你判断是否患有妇科疾病。

正如流鼻涕可能意味着你感冒了一样，白带的外观或气味不寻常可能意味着疾病，你应当立刻就医。

为了能及时察觉异常，你需要了解正常的白带是什么样子的——量少，白色，有黏性，没有特殊气味。

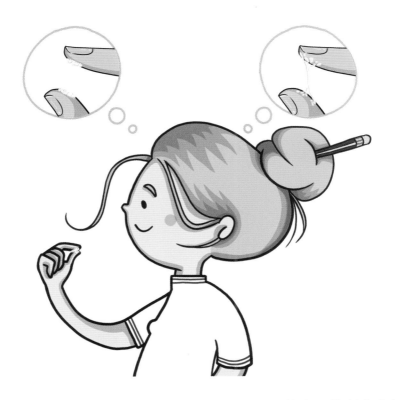

在月经初次来潮前的一段时间，你的小腹可能产生前所未有的感觉，那是子宫和卵巢像发动机一样在进行预热。在你还没有开始排卵时，它们就在模拟以后的工作了。

从发现阴道里出现分泌物的那一天起，你最好每天都随身携带一些卫生巾。

第一个生理周期

阳光明媚的一天，你的卵巢完成了排卵。这时的你，热情奔放，精力充沛，自信又坚定，十分渴望和他人交流……

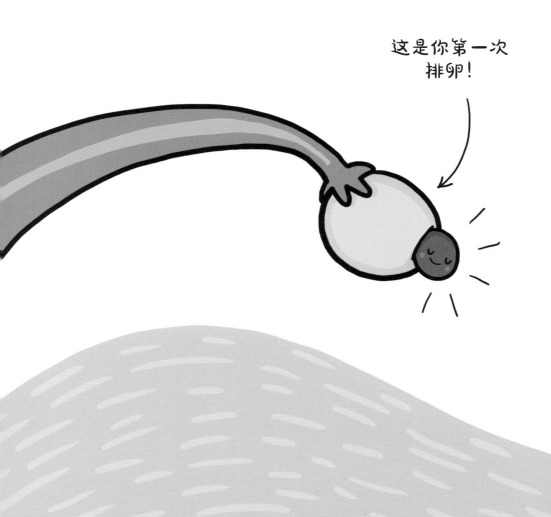

这是你第一次排卵！

日子一天天过去，你的精力逐渐流失，你变得十分敏感，情绪容易波动。第一次月经来临的前几天，小腹的不适感愈发强烈，你发现自己的乳房变大、发硬、更加敏感了。

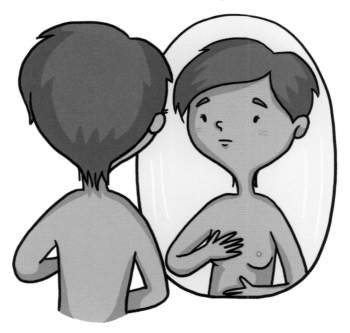

第一次月经来临的前几个小时，你发现内裤上有淡红色或棕色的液体，小腹感到胀痛。你浑身乏力，只想休息。你可能思维混乱，情绪像火山一样一触即发。

你的

月经

来潮

这是你的第一个
生理期！

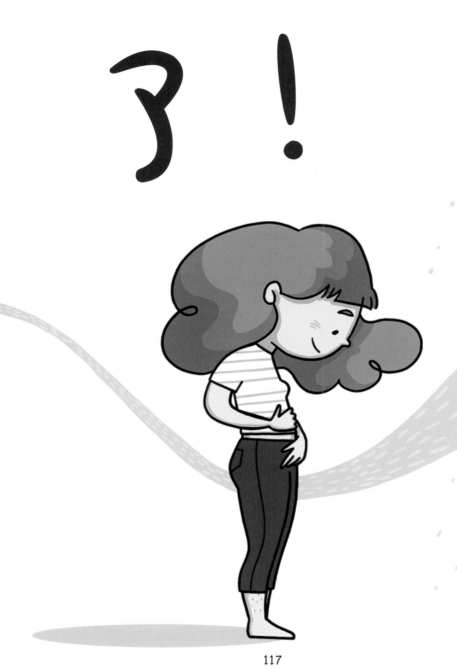

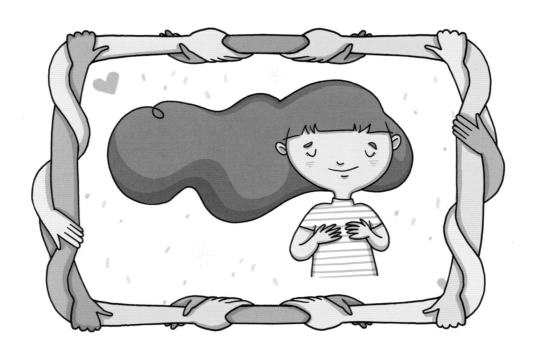

　　初潮随时随地都有可能发生。这时，你可能在家里，可能在学校里，甚至有可能在参加夏令营。你如果没有随身携带卫生巾，不要害羞，大胆地向其他女生借吧。大部分女生都会随身携带卫生巾，你也很容易买到卫生巾。

　　你如果在学校里，可以打电话给家人，让他们把你接回家。初潮意味着你长大了，这是一件值得庆祝的事。你可以邀请你的家人和 / 或朋友，陪你一起度过这个特别的日子。在一些国家，女孩们会与亲朋好友共同庆祝。

　　你将第一次感受到生理期对情绪产生的影响，也将第一次感受到你的子宫将月经排出的过程。你只有保持平静才能得到充分的休息，才能学会处理各种各样的新问题。这时，不要忘记身边的家人和朋友，他们会尊重你的需求，听你倾诉并给你一些建议。

如此重要的时刻一定要好好庆祝。庆祝初潮的方式不胜枚举!

和妈妈在你们最喜欢的咖啡店喝一杯热巧克力。

和好朋友交流自己的想法和感受。

和爸爸一同享用你们最爱的点心。

请奶奶帮你按摩。

去一个对你来说很特别的地方,比如沙滩、河边,树林里……

听听令人放松的音乐。

请妈妈为你讲解关于生理期、生理周期以及生育期的所有知识。

你喜欢怎样的庆祝方式呢?

你可以提前思考一下自己喜欢的初潮庆祝方式,然后告诉你的家人和朋友。然而,你无法预知月经来潮后,你的身体会产生什么样的感觉,以及你会有什么样的情绪,所以不到最后一刻,你都可以先不做决定。也许你想在当天庆祝,也许你想等几天再庆祝,一切由你做主!

初潮后的生理周期

月经来潮的头几年里，你的生理周期可能不规律，也就是说，你的生理周期可能很长，也可能很短。别担心，你的身体正在一点点地启动。

在这一时期，你必须学会适应生理周期，学会跟上生理周期的节奏。就像学习一种新本领一样，你需要付出时间和精力。

有一个很实用的方法可以帮助你。它可以让你知道，你正处在生理周期的哪个阶段，以及在这个阶段你的身体状态、情绪状态、心理状态和精神状态是什么样的。这个办法就是——在记事本上做标记。

在记事本上做标记

你可以在记事本上这样做标记。

① 用红笔标明生理期的第一天，用黄笔标明分泌"开门液"的那几天。

② 从生理期的第一天往后数 28 天，并在日历上的这一天附近画一个问号，这代表你的下一个生理期可能在这一天前后到来。

③ 一般情况下，下一个生理期开始前的 14~19 天，子宫会分泌"开门液"。当月经再次来潮时，你可以验证一下自己分泌"开门液"的时间是否与之吻合。

④ 最后，计算上一个生理周期持续的时间。

举个例子。

① 如果你的生理期从 5 月 3 号开始，就将记事本上的这一天用红笔做上标记。你在 5 月 12 号、14 号和 15 号发现了"开门液"，因此将这几天用黄笔做上标记。

② 从生理期的第一天往后数 28 天，那么你下一次月经来潮的日子可能是：3+28=31。在日历上 31 号这一天附近画一个红色的问号，代表你下一次可能在 5 月 31 号月经来潮。

③ 如果事实上你下一次月经来潮的日子是 5 月 30 号，那么将记事本上的这一天用红笔做上标记，并列出以下算式：

30-19=11

30-14=16

和自己在记事本上做的标记比对，看看自己是否在 5 月 11~16 号之间发现了"开门液"。

④ 最后，计算上一个生理周期持续的时间：30-3=27，即 27 天。

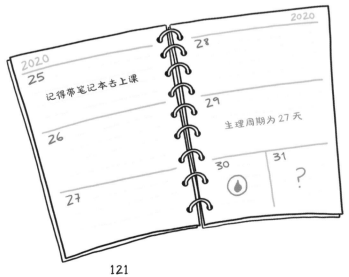

总结

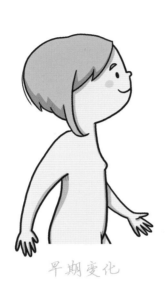

早期变化

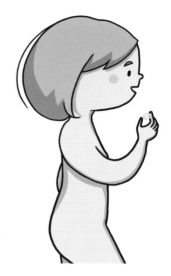

阴道第一次流出液体

乳房开始发育

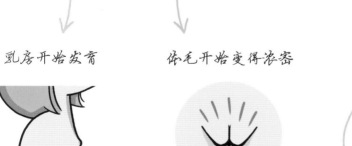

体毛开始变得浓密

白带出现

122

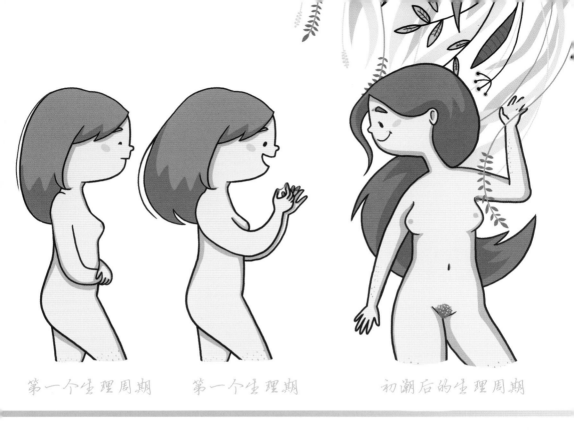

第一个生理周期　　第一个生理期　　初潮后的生理周期

如果你的乳房还没有开始发育，体毛还没有大面积生长，白带也没有出现，那么随身携带卫生巾没有任何意义。离你的第一个生理期还早呢！

现在，你已经学习了很多关于生理期的重要知识，它们对度过青春期这一人生中的美好阶段至关重要。然而，每当你翻开这本书，你也许都有不一样的想法和感受，因为随着你一点点地经历这些变化，你将不断以新的方式来理解我所讲的一切。

我衷心希望，我所讲的一切能让你意识到，不管是生理期、生理周期还是生育能力，它们都能让你感到愉悦。你可以拿着这本书，与你的家人和朋友谈论其中的所有话题。

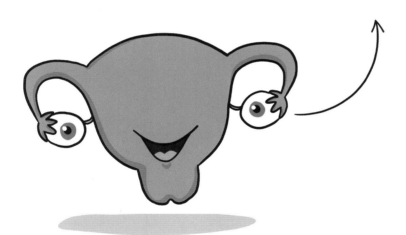

祝你好运！

编者的话

亲爱的女孩，在你读完这本书时，我相信你和读之前已经大不相同了。你对自己的身体、生理周期以及该如何应对初潮有了更多的了解。可以说，掌握了这些知识的你已经超过了许多同龄人，我们为你感到欣喜和骄傲。让更多女孩了解这些生理知识、照顾好自己，正是我们出版这本书的原因之一。

比上述原因更重要的是，我们希望在了解了自己身体的规律后，你能够更好地理解自己、接纳自己并以自己身为女孩而骄傲。

你会明白那些突如其来的多愁善感与低落情绪只是一段小插曲，不要轻易给自己贴上"敏感""消沉"的标签。

你会知道月经是从哪里来的，是由什么组成的。来月经是一件自然的事情，不需要遮遮掩掩、讳莫如深。你可以表现得落落大方，将腰背挺得更直。

你会了解在未来的几十年里，每隔一段时间，你的身体都会经历一轮"春生夏长、秋收冬藏"。你应该顺应它的规律，在疲惫时照顾好自己，积蓄力量，待精力充沛时让自己光彩照人。

你会懂得一切偏见都源于愚昧，所有恐慌都来自无知。当你能够自信、从容地面对生活，科学、温柔地对待自己时，你在不知不觉中便已成长为一名了不起的女性。

我们相信，无论你即将迎来第一个生理期，还是刚刚手忙脚乱地送走了初次来潮的月经，抑或月经已经陪伴了你一段时间，读完这本书，你都能感受到它的独特价值。

愿以科学之名，助你爱护自己。